Eva Marbach

Schüssler-Salze für Senioren

Bei guter Gesundheit älter werden

Eva Marbach Verlag

Bibliografische Information der Deutschen Nationalbibliothek

Die Deutsche Nationalbibliothek verzeichnet diese Publikation in der Deutschen Nationalbibliografie; detaillierte bibliografische Daten sind im Internet über http://dnb.d-nb.de abrufbar.

Originalausgabe

Eva Marbach Verlag, Breisach

http://eva-marbach.com

Umschlaggestaltung: Eva Marbach

Herstellung: Books on Demand GmbH, Norderstedt

Printed in Germany

ISBN-10: 3-938764-07-4
ISBN-13: 978-3-938764-07-7

Eva Marbach

Schüssler-Salze für Senioren

Bei guter Gesundheit älter werden

EMV

Im höheren Alter leiden die meisten Menschen mehr und mehr unter verschiedenen Alltagsbeschwerden. Hinzu kommen chronische Erkrankungen, die das Wohlbefinden oft erheblich einschränken. Gerade in dieser Lebensphase, wo Gesundheit ein so kostbares Gut wird, lohnt sich die Behandlung mit Schüßlersalzen ganz besonders. Schüsslersalze wirken sanft und im allgemeinen nebenwirkungsfrei. Sie verhelfen dem Körper zu ein besseren Allgemeinzustand, so dass oft mehrere Beschwerden gleichzeitig nachlassen. Auch lassen sich die Schüsslersalze gut mit medizinischen Medikamenten und anderen Naturheilmethoden kombinieren.

In diesem Buch finden Sie ausführliche Beschreibungen der 27 Schüsslersalze und Behandlungshinweise zu zahlreichen typischen Krankheiten des Alters. Eine spezielle Schüssler-Kur für Senioren und ein Selbsttest runden den Inhalt ab.

Haftungsausschluss / Disclaimer

Dieses Buch kann nicht den Arzt ersetzen. Suchen Sie bei unklaren oder heftigen Beschwerden unbedingt einen Arzt auf!

Die alternative Heilmethode Schüsslersalze basiert auf Wirkungsmechanismen, die nicht von der klassischen Naturwissenschaft erklärt werden können. Auf diesen Seiten werden teilweise auch Behandlungsmöglichkeiten für schwere Krankheiten beschrieben, die unbedingt eine ärztliche Behandlung als Basis brauchen. Schüsslersalze können bei so schweren Erkrankungen nur ergänzend angewendet werden und auch das nur mit Zustimmung des behandelnden Arztes.

Für Gesundheitstipps und Rezepte auf diesen Seiten übernehmen wir keine Haftung!

Über die Autorin:

Eva Marbach, Jahrgang 1962, ist seit 1989 Heilpraktikerin. Im vorliegenden Buch verbindet sie ihre Freude über die Heilkraft der Schüßlersalze mit ihrem Wissen über die Vorgänge im Körper, die über die Gesundheit im Alter entscheiden. Im Internet schreibt und betreut Eva Marbach zahlreiche Webseiten zu Gesundheitsthemen, darunter mehrere Schüßlersalze-Seiten.

Inhaltsverzeichnis

Biochemie für die Senioren-Gesundheit

Mit fortschreitendem Alter leiden die meisten Menschen unter zunehmenden Gesundheitsbeschwerden.

Da ist es umso wichtiger, eine Heilmethode zur Hand zu haben, mit der man Alltagsbeschwerden heilen und die Behandlung von schweren Erkrankungen unterstützen kann.

Die Biochemie nach Dr. Schüßler, meistens Schüssler-Salze genannt, ist für diese Aufgabe hervorragend geeignet.

Mit gerade einmal zwölf Funktionsmitteln ist die Auswahl an verschiedenen Mitteln überschaubar. Auch ein medizinischer Laie kann hier die Übersicht bewahren.

Die Mineralsalze werden in den Schüssler-Salzen homöopathisch potenziert. Sie liegen also in verdünnter Form vor und sind daher ungiftig und frei von Nebenwirkungen. Ihre Wirkung ist entsprechend sanft. Falls man sich hin und wieder in der Wahl des Mittels irrt, wird auch kein Schaden angerichtet. Auch nicht benötigte Schüssler-Salze werden vom Körper problemlos aufgenommen.

Wichtig ist jedoch, dass man weiß bei welchen Beschwerden man sich unbesorgt selbst behandeln kann und wann man einen Arzt aufsuchen sollte.

Das vorliegende Buch gibt Ihnen zu wichtigen Erkrankungen, die typisch für das höhere Lebensalter sind, Hinweise über die Gefährlichkeit und Behandlungsmöglichkeiten. Ergänzt werden die Schüsslersalze-Tipps durch Hausmittel und Heilpflanzen.

Was sind Schüssler-Salze?

Die Schüsslersalze sind homöopathisch aufbereitete Mineralsalze, die im 19. Jahrhundert von dem Arzt Dr. Wilhelm Heinrich Schüßler entwickelt wurden.

Dr. Schüßler wählte für seine Behandlungsmethode Mineralsalze aus, die im menschlichen Körper vorhanden sind und für das Leben benötigt werden. Sein Heilungsansatz orientiert sich also an naturwissenschaftlichen Erkenntnissen der damaligen Zeit.

Wegen der chemischen Salze, die im biologischen Körper vorliegen, nannte Dr. Schüßler seine neue Heilmethode "Biochemie".

Die Grundidee hinter der Behandlung mit Schüsslersalzen ist die Vorstellung, dass Krankheiten entstehen, wenn in den Körperzellen ein Mangel an bestimmten Mineralsalzen herrscht.

Damit der Körper die benötigten Mineralsalze besonders gut aufnehmen kann, werden sie homöopathisch potenziert. Das bedeutet, dass sie stufenweise sehr stark verdünnt werden. So können sie schon durch die Mundschleimhaut in den Blutkreislauf gelangen und müssen nicht erst durch den gesamten Verdauungsweg wandern.

Die Anwendung der Schüsslersalze ist bequem und angenehm, denn man muss die leicht süßlichen Tabletten einfach nur lutschen.

Durch all diese Vorzüge erfreuen sich die Schüsslersalze vor allem in den letzten Jahren einer beispiellosen Erfolgsgeschichte.

Funktionsmittel

Die zwölf Funktionsmittel stellen die Basis der biochemischen Behandlung dar. Sie wurden von Dr. Schüßler entwickelt.

Die 12 Funktionsmittel		**Wirkt vor allem auf:**
Nr. 1.	Calcium Fluoratum	Bindegewebe, Haut, Gelenke
Nr. 2.	Calcium Phosphoricum	Knochen und Zähne
Nr. 3.	Ferrum Phosphoricum	Immunsystem
Nr. 4.	Kalium Chloratum	Schleimhäute
Nr. 5.	Kalium Phosphoricum	Nerven
Nr. 6.	Kalium Sulfuricum	Stoffwechsel
Nr. 7.	Magnesium Phosphoricum	Muskeln
Nr. 8.	Natrium Chloratum	Flüssigkeitshaushalt
Nr. 9.	Natrium Phosphoricum	Stoffwechsel
Nr. 10.	Natrium Sulfuricum	Entschlackung
Nr. 11.	Silicea	Bindegewebe, Haut, Haare
Nr. 12.	Calcium Sulfuricum	Gelenke, Eiter

Ergänzungsmittel

Von den Anhängern der biochemischen Behandlung mit Schüssler-Salzen wurden im Laufe der Zeit weitere Mineralsalze entdeckt, die als sogenannte Ergänzungsmittel erhältlich sind.

Diese Ergänzungsmittel werden so angewendet wie die Funktionsmittel, aber für jeweils andere Einsatzgebiete.

Inzwischen sind 15 Ergänzungsmittel zusammengekommen, von denen zwölf schon recht bekannt sind.

Die 15 Ergänzungsmittel		**Wirkt vor allem auf:**
Nr. 13	Kalium Arsenicosum	Haut, Lebenskraft
Nr. 14	Kalium Bromatum	Nervensystem, Haut
Nr. 15	Kalium Jodatum	Schilddrüse
Nr. 16	Lithium Chloratum	Rheumatische Erkrankungen, Nerven
Nr. 17	Manganum Sulfuricum	Eisenhaushalt
Nr. 18	Calcium Sulfuratum	Lebenskraft, Körpergewicht
Nr. 19	Cuprum Arsenicosum	Verdauungssystem, Nieren
Nr. 20	Kalium-Aluminium Sulfuricum	Verdauung, Nervensystem
Nr. 21	Zincum Chloratum	Stoffwechsel, Gebärmutter, Nerven
Nr. 22	Calcium Carbonicum	Lebenskraft, Anti Aging
Nr. 23	Natrium Bicarbonicum	Entschlackung, Übersäuerung
Nr. 24	Arsenum Jodatum	Haut, Allergien
Nr. 25	Aurum Chloratum Natronatum	Tagesrhythmus, Weibliche Fortpflanzungsorgane
Nr. 26	Selenium	Leber, Blutgefäße
Nr. 27	Kalium Bichromicum	Blut, Zuckerstoffwechsel

Darreichungsformen der Schüssler-Salze

Tabletten / Pastillen

Die häufigste Darreichungsform der Schüssler-Salze sind Tabletten (Pastillen), deren Grundlage aus Milchzucker (Lactose) besteht.

Außer dem Milchzucker ist in den Tabletten das potenzierte Mineralsalz enthalten.

Als Hilfsstoffe findet man meistens noch Bindemittel wie Weizenstärke oder Kartoffelstärke und Schmierstoffe wie Magnesiumstearat oder Calciumbehenat.

Potenzen

Die Tabletten und andere Zubereitungsformen der Schüsslersalze werden in folgenden homöopathischen Potenzen angeboten:

- D3, D6, D12

Bei der homöopathischen Potenzierung werden die Ausgangssubstanzen (Mineralsalze) durch ausgiebige Verreibung stufenweise verdünnt. Bei jeder Verdünnungsstufe wird das jeweilige Mittel mit zehn Teilen Verdünnungsmittel (z.B. Milchzucker) verrieben. Da sich sowohl die Homöopathie als auch die Biochemie nach Dr. Schüßler von dieser Verdünnung eine Wirkungssteigerung verspricht, wenn auch aus unterschiedlichen Gründen, spricht man von "Potenzierung".

Die Bezeichnung der Potenz, z.B. D6, bedeutet, dass eine Verdünnung in sechs Zehnerstufen erfolgt ist.

Das Verhältnis zwischen Ausgangssubstanz und Verdünnungsmittel beträgt 1:1.000.000. Auf 1 Gramm Ausgangssubstanz kommt also 1 Tonne Verdünnungsmittel (z.B. Milchzucker).

Regelpotenzen

Die häufigste Potenz der Schüssler-Salze ist D6.

Eine Ausnahme stellen folgende Salze dar, die meistens in D12 angewandt werden:

- Nr. 1, 3, 11
- Alle Ergänzungsmittel (Nr. 13 - 27)

Viele Hersteller bieten die Schüsslersalze-Tabletten ausschließlich in diesen häufigsten Potenzen, den sogenannten Regelpotenzen, an. Nur bei manchen Herstellern gibt es auch andere Potenzen.

Hinweis für Diabetiker

Da die Tabletten der Schüssler-Salze Lactose enthalten, müssen Diabetiker sie bei ihrer Berechnung der Broteinheiten berücksichtigen.

50 Tabletten entsprechen 1 Broteinheit

Pulver

Manche Hersteller bieten die Schüsslersalze als Pulver an.

Pulver ist sinnvoll, wenn man die Mittel als Heißgetränk oder Kaltgetränk in Wasser auflösen will. Auch für die Anwendung als Umschlag oder Bad ist Schüssler-Pulver sinnvoll, weil man sich das Zerkleinern spart.

Globuli

Für Menschen, die keinen Milchzucker vertragen, gibt es die Schüssler-Salze auch als Globuli. Globuli sind kleine Kügelchen, die aus Zucker bestehen und mit dem Schüsslersalze-Mittel überzogen sind.

Von den Globuli nimmt man je 5 Globuli für jede Tablette, die in Anwendungsanleitungen angegeben wird.

Schüssler-Globuli werden nur von einigen Herstellern angeboten. Falls man in einer Apotheke keine speziellen Schüsslersalze-Globuli erhält, kann man nach den Globuli als homöopathische Mittel fragen. Dazu muss man den Namen und die gewünschte Potenz angeben.

Tropfen

Wer die Schüsslersalze weder als Tabletten noch als Globuli einnehmen will, kann sie als Tropfen anwenden.

Von den Tropfen nimmt man je 5 Tropfen für jede Tablette, die in Anwendungsanleitungen angegeben wird.

Normalerweise erhält man die Schüsslersalze nicht direkt als Tropfen. Beim Einkauf in der Apotheke man nach den Tropfen als homöopathische Mittel fragen. Dazu muss man den Namen und die gewünschte Potenz angeben.

Nasenspray

Schüsslersalze gibt es auch als Nasenspray zur Anwendung für die Nasenschleimhäute, Nebenhöhlen und Atemwege.

Schüssler-Nasenspray besteht aus isotonischer Kochsalzlösung und geeigneten Schüsslersalzen.

Schüssler-Salben und Cremes

Die Schüssler-Salze kann man auch als Salben, Cremes oder Gels anwenden.

Von allen Funktionsmitteln der Schüssler-Salze werden Salbenzubereitungen angeboten, meistens in der Potenz D4. Manche Hersteller bieten die Salben nur von den Salzen 1 bis 11 an, nicht von der Nummer 12 (Calcium Sulfuricum). Einige Hersteller bieten nicht nur Salben, sondern auch wasserhaltige Cremes oder Gels an.

Die Ergänzungsmittel werden normalerweise nicht als Salbe oder Creme hergestellt. Wenn man dennoch eine Salbe mit den Ergänzungsmitteln haben will, muss man sie sich selbst anrühren. Man kann aufgelöste Schüsslersalz-Tabletten in eine bestehende wasserhaltige Creme einrühren (3-5 Tabletten auf ca. 50 ml Creme).

Mehr Informationen über das Selbermachen von Schüssler-Cremes finden Sie auf unserer Webseite mit Buch:

- www.schuessler-salben-und-cremes.de

Einkaufstipps

Schüsslersalze sind in Deutschland, Österreich und der Schweiz rezeptfrei aber apothekenpflichtig. Das bedeutet, dass man Schüsslersalze nur in Apotheken kaufen oder bestellen kann. In Drogerien und im Lebensmittelhandel dürfen Schüsslersalze nicht angeboten werden.

Durch die Apothekenpflicht wird eine zuverlässige Qualität der Schüsslersalze gewährleistet. Hinzu kommt, dass Schüsslersalze nach den Vorschriften des Homöopathischen Arzneibuches (HAB) hergestellt werden müssen, was auch eine gleichbleibende Qualität bewirkt.

Im Rahmen der Apothekenpflicht kann man die Schüsslersalze sowohl in normalen Apotheken vor Ort kaufen als auch bei Internet-Apotheken bestellen.

Anwendung der Schüssler-Salze

Die Anwendung der Schüsslersalze ist einfach und angenehm.

Man kann sie einfach einnehmen, hat aber auch eine Menge weitere Möglichkeiten, die Schüsslersalze anzuwenden.

Normale Anwendung

Die gängige Anwendung der Schüssler-Salze ist

- 3 bis 6 mal täglich 1 bis 2 Tabletten je Salz-Sorte

Im Munde zergehen lassen

Die Tabletten werden nacheinander einzeln in den Mund gesteckt und langsam auf der Zunge zergehen lassen.

Die Wirkstoffe der Schüsslersalz-Tabletten werden dabei schon von der Mundschleimhaut aufgenommen und gelangen so sehr schnell in den Blutkreislauf und zu den Zellen des Körpers.

Am besten nimmt man die Schüsslersalze eine halbe Stunde vor dem Essen ein.

Man kann sie aber auch nach oder zwischen den Mahlzeiten einnehmen.

Nach der Einnahme trinkt man am besten ein Glas frisches Wasser, damit der Körper genügend Wasser hat, um eventuelle Giftstoffe ausscheiden zu können. Außerdem unterstützt das Wasser den Transport der Mineralsalze zu den Zellen des Körpers.

Akutbehandlung

In akuten Fällen nimmt man alle 5 Minuten eine Tablette, bis sich das Befinden bessert, längstens jedoch einen halben bis ganzen Tag lang.

Danach geht man zur normalen Dosis über.

Mehrere Salze zusammen anwenden

Wenn man mehrere verschiedene Salze einnehmen will, nimmt man von jedem Salz dreimal täglich eine Tablette.

Die Entscheidung, ob man mehrere Salze gleichzeitig oder nur einzelne Salze nehmen will, ist bei den Schüssler-Salzen dem eigenen Gutdünken überlassen.

Manche Schüsslersalz-Enthusiasten nehmen immer möglichst viele verschiedene Salze ein, andere nehmen maximal drei verschiedene Salze innerhalb eines Tages und wieder andere bevorzugen nur ein einzelnes Salz zur gleichen Zeit. Die Auswahl einzelner oder weniger Salze erfolgt danach, welches am besten zur Gesamtsituation passt.

Wahlweise kann man bei einer einzelnen Einnahme immer nur ein Salz auf einmal einnehmen oder man nimmt mehrere Mittel nacheinander ein.

Dadurch ergeben sich, bei Einnahme von drei verschiedenen Mitteln, beispielsweise folgende Einnahme-Schemas:

Beispiel für gemeinsame Einnahme mehrerer Mittel:

- morgens: je 1 Tablette von Mittel a, b und c
- mittags: je 1 Tablette von Mittel a, b und c
- abends: je 1 Tablette von Mittel a, b und c

Beispiel für getrennte Einnahme mehrerer Mittel:

- morgens: 2-3 Tabletten von Mittel a
- mittags: 2-3 Tabletten von Mittel b
- abends: 2-3 Tabletten von Mittel c

Beide Arten der Einnahme haben ihre Berechtigung. Es ist in erster Linie eine Frage der Einstellung, welches Einnahme-Schema man bevorzugt.

Anwender, die der Homöopathie nahe stehen, bevorzugen meistens die getrennte Einnahme. Aus der Homöopathie sind sie nämlich gewöhnt, dass man Mittel immer einzeln nimmt.

Anwender, die unabhängig von der Homöopathie zu den Schüsslersalzen gekommen sind, bevorzugen häufig die gemeinsame Einnahme der Mittel, weil man sie sich einfach merken kann.

Hinweis!

Bei schweren Erkrankungen und unklaren Beschwerden sollte man unbedingt den Arzt aufsuchen und sich nicht ausschließlich selbst behandeln!

Hochdosiert

Wenn man davon ausgeht, dass die Behandlung durch Schüssler-Salze eine Substitutionstherapie darstellt, kann man die Tabletten auch hochdosiert einnehmen.

Manche Anwender nehmen bei dieser Anwendungsart jede Minute eine Tablette ein. So können über hundert Tabletten pro Tag zusammenkommen.

Allerdings sollte man sich bewusst machen, dass man nicht den gesamten Mineralstoffbedarf mithilfe von Schüsslersalzen decken kann. In der Potenz D6 braucht man 1 Tonne Tabletten, um ein Gramm des Mineralsalzes zu erhalten. Beispielsweise 500 mg bis 1 Gramm Calcium braucht der Mensch jedoch jeden Tag.

Heiße Sieben / Heißgetränk

Das Schüssler-Salz Nr. 7 (Magnesium Phosphoricum) wird als besonders intensive Anwendung gerne als "Heiße Sieben", auch "Heiße 7" genannt, zubereitet.

Die heiße Sieben ist eine Anwendung in heißem Wasser, die sehr schnell und stark wirkt.

Auch andere Schüssler-Salze können so angewendet werden, wie die heiße Sieben ("Analog zur heißen Sieben" oder "Heißgetränk"). Die Wirkung ist auch bei den anderen Mitteln dann besonders schnell und intensiv.

Heiße Sieben: So geht's:

- 10 Tabletten vom Schüssler-Salz Nr. 7 (Magnesium Phosphoricum) werden in eine Tasse gegeben.
- Dazu wird heißes Wasser gekippt.
- In wenigen Minuten lösen sich die Tabletten auf. **Achtung!** Zum Umrühren sollte man niemals einen Metalllöffel verwenden.
- Wenn sich die Tabletten aufgelöst haben, trinkt man die heiße Sieben in kleinen Schlucken.

Kaltgetränk

Ähnlich wie bei der heißen Sieben kann man Schüsslersalze auch als Kaltgetränk anwenden.

Für eine einzelne Einnahme gibt man die aktuell gewünschte Tabletten-Dosis in ein Glas mit Wasser und wartet, bis sich die Tabletten aufgelöst haben. Dann trinkt man das Wasser in kleinen Schlucken.

Eine Alternative dazu ist die Tagesdosis in der Wasserflasche.

Dazu gibt man alle Tabletten, die man den Tag über nehmen will, in eine Flasche mit stillem Wasser, z.B. Leitungswasser oder Mineralwasser. Am besten eignet sich eine 1,5 Liter Flasche, weil sie eine gute Menge Wasser enthält. Das Auflösen der Tabletten kann man durch leichtes Schütteln der geschlossenen Flasche beschleunigen.

Dieses Schüssler-Kaltgetränk trinkt man über den Tag verteilt in kleinen Schlucken, entweder direkt aus der Flasche oder glasweise.

Der Vorteil der Einnahme als Kaltgetränk ist, dass die Schüsslersalze durch die gelöste Form vom Körper besonders gut aufgenommen werden können. Außerdem sorgt man auf diese Weise dafür, dass man genug Wasser trinkt.

Anwendung der Salben

Die Salben kann man mehrmals täglich dünn auftragen oder einmassieren.

Wenn mehrere Salben geeignet scheinen, kann man sie auch abwechselnd anwenden.

Eine andere Möglichkeit ist es, die Salben in der Hand zu mischen. Dazu gibt man direkt vor der Anwendung einen kleinen Strang von jeder gewünschten Salbe auf die Handfläche. Die Salbenstränge vermischt man mit der anderen Hand. Dann trägt man die Salbenmischung auf die zu behandelnde Stelle auf.

Umschlag

Alternativ kann man für eine besonders intensive Behandlung die Salbe messerrückendick auftragen und mit einem Baumwolltuch oder Verband bedecken.

Solch einen Verband lässt man am besten über Nacht einwirken oder den ganzen Tag.

Mindestens einmal am Tag sollte so ein Verband erneuert werden, wenn man ihn länger als eine einzelne Nacht anwenden will.

Tabletten-Brei

Wenn man keine Salbe zur Hand hat, kann man stattdessen einige Tabletten zu Pulver zerdrücken und mit etwas Wasser anrühren. Diesen Brei trägt man dann auf die zu behandelnde Stelle auf.

Ansonsten kann man damit so verfahren wie beim Salbenumschlag.

Bad

Für manche Einsatzzwecke sind auch Bade-Anwendungen mit Schüsslersalzen geeignet, z.B. Hautkrankheiten, Rekonvaleszenz.

Für ein Vollbad brauchen Sie bis zu 100 Schüßlersalz-Tabletten. Wenn Sie die homöopathische Potenz D3 verwenden, kommen Sie mit erheblich weniger Tabletten aus: ca. 1 bis 5 Tabletten

Auf Wunsch können Sie auch andere Wirkstoffe hinzugeben, z.B. Heublumen-Auszüge, ätherische Öle, Lehm, Meersalz, Natron.

Antlitzanalyse

Schüssler-Salze werden von den Behandlern häufig aufgrund von bestimmten Kennzeichen im Gesicht empfohlen.

Diese Vorgehensweise nennt sich "Antlitzanalyse".

Sie basiert auf der Idee, dass das Fehlen bestimmter Mineralien sich durch bestimmte Zeichen auf dem Gesicht ausprägt, wie beispielsweise die Färbung des Gesichtes oder der Zustand und die Spannkraft der Haut.

Die Antlitzanalyse wurde von Dr. Schüßler entdeckt und von seinem Anhänger Kurt Hickethier weiterentwickelt.

Um eine Antlitzanalyse bei sich selbst durchzuführen, nimmt man sich einen Spiegel, geht die Kennzeichen Mittel für Mittel durch und überprüft das eigene Gesicht darauf hin, ob ein Kennzeichen zutrifft oder nicht.

Eine Liste die Kennzeichen im Gesicht findet man bei den Beschreibungen der einzelnen Funktionsmittel auf den folgenden Seiten.

Die 12 Funktionsmittel

Die zwölf Funktionsmittel wurden von Dr. Schüßler selbst entwickelt.

Sie sind die Basis der Schüssler-Salze.

Diese zwölf Mittel beinhalten, in homöopathisch potenzierter Form, die zwölf Mineralsalze, die zu Dr. Schüßlers Lebzeiten schon als wichtige Bestandteile der menschlichen Zellen bekannt waren.

Die Funktionsmittel reichen im Wesentlichen aus, um alle Arten von Erkrankungen und Gesundheitsbeschwerden mithilfe von Schüsslersalzen zu behandeln. Die später entwickelten Ergänzungssalze dienen der ergänzenden Behandlung und Spezialzwecken.

Die zwölf Funktionsmittel werden häufig nur mit ihrer Nummer bezeichnet, daher ist es sinnvoll, sich die jeweiligen Nummern zu merken.

Die lateinisch klingenden Namen entsprechen den Bezeichnungen, die diese Schüsslersalze auch als homöopathische Mittel haben.

Hier eine Kurzübersicht über die zwölf Funktionsmittel:

Nummer	**Name des Mittels**	**Einsatzgebiete**
Nr. 1.	Calcium Fluoratum	Bindegewebe, Haut, Gelenke
Nr. 2.	Calcium Phosphoricum	Knochen und Zähne
Nr. 3.	Ferrum Phosphoricum	Immunsystem
Nr. 4.	Kalium Chloratum	Schleimhäute
Nr. 5.	Kalium Phosphoricum	Nerven
Nr. 6.	Kalium Sulfuricum	Stoffwechsel
Nr. 7.	Magnesium Phosphoricum	Muskeln
Nr. 8.	Natrium Chloratum	Flüssigkeitshaushalt
Nr. 9.	Natrium Phosphoricum	Stoffwechsel
Nr. 10.	Natrium Sulfuricum	Entschlackung
Nr. 11.	Silicea	Bindegewebe, Haut, Haare
Nr. 12.	Calcium Sulfuricum	Gelenke, Eiter

Nr. 1 Calcium Fluoratum

Das Schüssler-Salz Calcium Fluoratum ist vor allem ein Salz des Bindegewebes. Weil auch Knochen, Teile der Haut und die Blutgefäße zum Bindegewebe gehören, ist der Einsatzbereich von Calcium Fluoratum sehr umfangreich.

Als Faustregel kann man an Calcium Fluoratum immer dann denken, wenn es um die Elastizität des Gewebes geht.

Überall wo sich Gewebe verhärtet, kann man überprüfen, ob Calcium Fluoratum geeignet ist. Das ist beispielsweise steif werdenden Gelenken der Fall. Calcium Fluoratum hilft aber auch, wenn Gewebe zu weich geworden ist, beispielsweise bei schlaffen Venen, die zu Krampfadern führen oder bei Bandscheibenproblemen. Das Bindegewebe wird durch Calcium Fluoratum elastischer und kräftiger.

Im höheren Alter lässt die Elastizität des Bindegewebes meistens spürbar nach. Daher ist Calcium Fluoratum ein wichtiges Schüsslersalz für Senioren.

Anwendungsgebiete für Nr. 1 Calcium Fluoratum

Abwehrschwäche
Arteriosklerose
Aufbaumittel
Bandscheibenvorfall
Bindegewebsschwäche
Brüchige Fingernägel
Brüchige Haare
Bänderzerrung
Entzündungen
Falten
Gewebsverhärtungen
Haarausfall
Herzschwäche
Inkontinenz
Konzentrationsschwäche
Osteoporose
Schlaffes Gewebe
Schwache Gelenke

Salben-Anwendungen

Bandscheibenschäden
Falten, Gelenkschmerzen
Gewebsverhärtungen
Hautrisse, Hornhaut
Hämorrhoiden
Krampfadern

Nr. 1 Calcium Fluoratum Steckbrief

Umgangssprachlich	Flussspat
Chemischer Name	Calciumfluorid
Beschaffenheit	Weißes Pulver oder farblose Kristalle
Regelpotenz	D12
Vorkommen im Körper	• Knochen • Oberhaut • Sehnen • Zahnschmelz
Einsatzbereiche	• Bindegewebe • Gelenke • Haut
Hauptanwendungen	• Gelenkschmerzen • Hauterkrankungen • Krampfadern
Verschlimmerung	• Feuchtes Wetter • Kälte
Verbesserung	• Wärme
Antlitzanalyse	• Viereckige Falten um die Augen • Gefächerte Falten unterhalb der Augen • Braun-schwarze Einfärbung um die Augen • Geplatzte Adern • Schuppen im Gesicht • Rissige Lippen, Mundwinkel, Hände, • Glänzende Haut

Merke!

Nr. 1 Calcium Fluoratum ist das Salz des Bindegewebes.

Es macht Hartes weich und Weiches hart.

Nr. 2 Calcium Phosphoricum

Calcium Phosphoricum ist das Mineralsalz, das am häufigsten im Körper vorkommt. Es findet sich vor allem in den Knochen und bildet ihre harte Struktur. Daher hilft Calcium Phosphoricum beispielsweise gegen Osteoporose.

Aber auch in allen anderen Zellen kommt Calcium Phosphoricum vor. Als Schüssler-Salz kann man Calcium Phosphoricum gegen Infektanfälligkeit anwenden. Es dient auch der Regeneration und dem Aufbau nach langwierigen Krankheiten.

Im Seniorenalter neigen die Knochen dazu, schwächer zu werden. Auch die Abwehrkräfte lassen in vielen Fällen deutlich nach, sodass man stärker unter Infektionskrankheiten leidet.

Das macht Calcium Phosphoricum zu einem wichtigen Schüsslersalz in der Senioren-Behandlung.

Da der Körper sehr viel Kalzium und auch viel Phosphor braucht, reichen die Mengen in den Schüssler-Salzen nicht aus, um den Bedarf zu decken. Wichtig ist daher, dass man zusätzlich ausreichend Kalzium mit der Nahrung zu sich nimmt, beispielsweise in Milchprodukten, Bananen, Haselnüssen, Sojabohnen und Sprossen.

Anwendungsgebiete für Nr. 2 Calcium Phosphoricum

Abwehrschwäche
Belastbarkeit
Erschöpfung
Gewebe-Straffung
Giftstoffe-Abbau
Herzrasen
Konzentrationsschwäche
Kopfschmerzen
Morgensteifigkeit
Müdigkeit
Nervosität
Nächtliches Aufwachen
Operationsvorbereitung
Osteoporose
Rekonvaleszenz
Schlaffes Gewebe
Schwitzen
Venenstauung
Wadenkrämpfe
Ängste

Salben-Anwendungen

Ausschlag, Ekzeme
Durchblutungsstörungen
Hexenschuss, Ischias
Morgensteifigkeit
Muskelkrämpfe, Wadenkrämpfe
Verspannungen

Nr. 2 Calcium Phosphoricum Steckbrief

Chemischer Name	Calciumphosphat
Beschaffenheit	Weißes Pulver
Regelpotenz	D6
Vorkommen im Körper	• Knochen • in allen Zellen
Einsatzbereiche	• Knochen • Zähne
Hauptanwendungen	• Durchblutungsstörungen • Regeneration • Rückenschmerzen
Verschlimmerung	• Nachts • Ruhe
Verbesserung	
Antlitzanalyse	• Wächserne Haut, • käsige Gesichtsfarbe, • weiß belegte Zunge, • übel riechender Atem, • weiße Nasen und Ohrmuscheln, • verschwitzte Haare, • raue Stimme

Merke!

Calcium Phosphoricum ist das Salz der Knochen.

Es hilft beim Aufbau der Zellen.

Nr. 3 Ferrum Phosphoricum

Das Schüssler-Salz Ferrum Phosphoricum ist besonders geeignet bei frischen Entzündungen. Dies ist bei frischen Verletzungen der Fall, aber auch in der ersten Phase von Infektionskrankheiten oder Entzündungen der inneren Organe, wie beispielsweise Magenschleimhautentzündung.

Typisch für Ferrum Phosphoricum ist ein schneller Beginn, eine gewisse Röte und Schwellung und Schmerzhaftigkeit. Nach Blutungen kann Ferrum Phosphoricum helfen, das Blut wieder zu neu zu bilden.

Da Entzündungen bei Senioren oft hartnäckiger verlaufen als in jungen Jahren, ist es hilfreich, wenn man die Entzündungen bereits im Frühstadium gezielt behandeln kann.

Weil die für Ferrum Phosphoricum typischen Beschwerden meistens akut und häufig relativ ernsthafter Natur sind, ist es wichtig einen Arzt aufzusuchen, wenn die gesundheitlichen Probleme schwerwiegend sind oder wenn man die Ursache nicht kennt.

Ferrum Phosphoricum kann auch die Leistungsfähigkeit des Gehirns verbessern, weil das Gehirn mit mehr Sauerstoff versorgt wird, wenn der Eisenspiegel im Blut ausgewogen ist.

Durch seine Fähigkeiten bei Verletzungen kann Ferrum Phosphoricum auch gut als Salbe bei leichten Sport- und Freizeitverletzungen eingesetzt werden.

Anwendungsgebiete für Nr. 3 Ferrum Phosphoricum

Abwehrschwäche
Belastbarkeit
Beruhigung
Bluthochdruck
Durchblutungsstörungen
Durchfall
Eisenmangel
Gelenkrheumatismus
Grippe
Infektionskrankheiten
Magenbeschwerden
Niedriger Blutdruck
Operationsvorbereitung
Rheuma
Rückensteifigkeit
Schmerzen
Ständiger Harndrang
Venenstauung
Zittern

Salben-Anwendungen

Afterjucken, Erste Hilfe
Gelenkentzündung, Gicht
Prellungen, Quetschungen
Schmerzen, Schwellungen
Wunden, Zerrungen

Nr. 3 Ferrum Phosphoricum Steckbrief

Umgangssprachlich	Blaueisenerz, Eisenblau, Vivianit, Kollophan
Chemischer Name	Eisenphosphat
Beschaffenheit	Farblose bis schwarze Kristalle
Regelpotenz	D12
Vorkommen im Körper	• Alle Zellen • Hämoglobin der roten Blutkörperchen
Einsatzbereiche	• Entzündungen • Immunsystem
Hauptanwendungen	• Abwehrschwäche • Erkältung, Fieber
Verschlimmerung	• Bewegung • Nachts, Wärme
Verbesserung	• Kühle • Ruhe
Antlitzanalyse	• Rötungen im Kopfbereich, • Blau-schwarzer Schatten an der Nasenwurzel und unter den Augen(Ferrumschatten),
Besonderheiten	1. Entzündungs- Stadium

Merke!

Nr. 3 Ferrum Phosphoricum ist das Erste-Hilfe Salz.

Es hilft besonders im 1. Entzündungsstadium.

Nr. 4 Kalium Chloratum

Kalium Chloratum ist das geeignete Schüssler-Salz, wenn Entzündungen in das zweite Stadium eingetreten sind. Die Entzündungen sind dann nicht mehr hochrot, sondern aber häufig weißlichen, zähen Schleim ab, beispielsweise als Schnupfen oder Husten-Auswurf.

Solche Entzündungen können sich überall im Körper abspielen, daher ist Kalium Chloratum für viele Arten von Entzündungen die richtige Wahl.

Älteren Menschen kann Kalium Chloratum dabei helfen, die bisweilen langwierige zweite Entzündungsphase gut durchzustehen.

Außer den Entzündungen kann Kalium Chloratum auch gegen Heißhunger helfen, vor allem, wenn dieser Heißhunger durch das Trinken von Wasser gelindert wird. Auch gegen unerwünschte Folgen von Impfungen oder Medikamenten-Einnahme kann man Kalium Chloratum versuchen.

Äußerlich kann Kalium Chloratum gegen Besenreiser und Couperose helfen. Dazu kann man eine Salbe mit Kalium Chloratum verwenden und ergänzend Kalium Chloratum Tabletten einnehmen.

Anwendungsgebiete für Nr. 4 Kalium Chloratum

Asthma, Atemnot
Bronchitis
COPD, Chronische Bronchitis
Darmentzündung
Entzündungen
Fettsucht
Gelenkentzündung
Gicht
Halsschmerzen
Hautausschlag
Heißhunger
Husten
Hämorrhoiden
Krampfadern
Kreislaufschwäche
Nebenhöhlenentzündung
Nierenbeckenentzündung
Operationsvorbereitung
Prostatabeschwerden
Rheuma
Schlaganfall
Schwerhörigkeit
Thrombose
Zahnfleischentzündung

Salben-Anwendungen

Besenreiser, Couperose
Hautausschlag
Hämorrhoiden
Kniegelenksentzündung
Krampfadern
Lymphknotenschwellungen
Neurodermitis, Psoriasis
Sehnenscheidenentzündung
Verwachsungen

Nr. 4 Kalium Chloratum Steckbrief

Umgangssprachlich	Sylvin
Chemischer Name	Kaliumchlorid
Beschaffenheit	Farblose Kristalle oder weißes Pulver
Regelpotenz	D6
Vorkommen im Körper	• Alle Zellen • rote Blutkörperchen
Einsatzbereiche	• Schleimhäute
Hauptanwendungen	• Halsentzündung • Schnupfen • Übergewicht
Verschlimmerung	• Bewegung • fette und gewürzte Nahrung
Verbesserung	• Wärme
Antlitzanalyse	• Milchige Haut, • blau-weiße Hautfarbe, • Käsige Haut, • Fadenziehender Speichel, • Geschwollene Lymphknoten, • weiß belegte Zunge, • Mehlige Hautschuppen, • verklebte Augen
Besonderheiten	2. Entzündungs- Stadium

Merke!

Nr. 4 Kalium Chloratum ist das Salz der Schleimhäute.

Es hilft besonders im 2. Entzündungsstadium.

Nr. 5 Kalium Phosphoricum

Kalium Phosphoricum wird hauptsächlich bei Problemen der Nerven und der Muskeln verwendet. Das Einsatzfeld reicht von Nervosität über Melancholie bis hin zu Schlafbeschwerden..

Das Schüssler-Salz Kalium Phosphoricum wäre auch das passende Mittel gegen Gedächtnisstörungen. Auch Probleme anderer Organe können, wenn sie nervlich bedingt sind, durch Kalium Phosphoricum gelindert werden, beispielsweise nervöse Herzbeschwerden.

Bei vielen Senioren lässt im Laufe der Jahre die Leistungsfähigkeit der Nerven und des Gedächtnisses nach. Daher kann Kalium Phosphoricum bei der Senioren-Behandlung mit Schüsslersalzen eine wichtige Rolle spielen.

Kalium Phosphoricum ist auch geeignet, wenn es zu übel riechenden und fauligen Ausscheidungen oder Absonderungen kommt. Als Salbe eignet sich Kalium Phosphoricum auch zur Behandlung von schlecht heilenden Wunden und Geschwüren.

Anwendungsgebiete für Nr. 5 Kalium Phosphoricum

Abszesse
Abwehrschwäche
Angst
Aufbaumittel
Bluthochdruck
Depressionen
Durchblutungsstörungen
Durchfall
Erkältung, Fieber
Gedächtnisschwäche
Haarausfall
Harnverhaltung
Herzschwäche
Inkontinenz
Kräfteverfall
Magenprobleme
Mundgeruch
Muskelschwäche
Nervosität
Nierenschwäche
Nächtliches Aufwachen
Prostatabeschwerden
Rekonvaleszenz
Ruhebedürfnis
Schlaganfall
Schwindel
Unterschenkelgeschwür
Wundliegen

Salben-Anwendungen

Dekubitus, Wundliegen
Durchblutungsstörungen
Gesichtslähmung
Ischias, Kreuzschmerzen
Neuralgien
Rückenschmerzen
Schlecht heilende Wunden

Nr. 5 Kalium Phosphoricum Steckbrief

Chemischer Name	Kaliumphosphat
Beschaffenheit	Weißes Pulver
Regelpotenz	D6
Vorkommen im Körper	• Blutflüssigkeit • Gehirn • Muskeln • Nerven
Einsatzbereiche	• Nerven
Hauptanwendungen	• Antriebsschwäche • Erschöpfung • Schlaflosigkeit
Verschlimmerung	• Anstrengung
Verbesserung	• Mäßige Bewegung
Antlitzanalyse	• Aschgraue Haut (vor allem am Kinn), • Graue Augenpartie, • Eingefallene Schläfen, • Abwesender Gesichtsausdruck, • Braun belegte, trockene Zunge, • Parodontose, Zahnfleischbluten, • Mundgeruch

Merke!

Nr. 5 Kalium Phosphoricum ist das Salz der Nerven.

Es hilft bei nervlichen und seelischen Beschwerden.

Nr. 6 Kalium Sulfuricum

Kalium Sulfuricum ist ein Mittel für das späte Stadium einer Entzündung. In dieser Phase sind Entzündungen häufig nicht mehr heiß und rot, stattdessen kommt es zu gelblichen, manchmal eitrigen Absonderungen.

Die Entzündungen in dieser Phase drohen chronisch zu werden, wenn es nicht gelingt, sie möglichst bald auszuheilen.

Bei Senioren neigen Entzündungen häufig dazu, langwierig zu werden. Kalium Sulfuricum kann dabei helfen, dass eine Entzündung möglichst schnell abheilt.

Kalium Sulfuricum eignet sich auch sehr gut bei Juckreiz der Haut. Im höheren Alter leiden viele Menschen stark unter Juckreiz, sodass Kalium Sulfuricum hier zu einer wertvollen Hilfe werden kann. Am besten wendet man Kalium Sulfuricum sowohl innerlich als Tabletten als auch äußerlich als Salbe an, um Juckreiz zu lindern.

Ein bemerkenswertes Phänomen bei Bedarf an Kalium Sulfuricum ist das starke Bedürfnis nach frischer Luft. Wenn dem Körper Kalium Sulfuricum fehlt, wird der Sauerstoff nicht ausreichend in den Zellen gebunden. Die Folge davon ist die starke Sehnsucht nach frischer Luft. Bekommt man die ersehnte Frischluft, bessern sich die Beschwerden.

Nr. 6 Kalium Sulfuricum wirkt bei verzögerten Heilungsprozessen als Heilungsbeschleuniger, weil es den Stoffwechsel anregt.

Anwendungsgebiete für Nr. 6 Kalium Sulfuricum

Abwehrschwäche
Altersflecken
Arthrose
Bronchitis, COPD
Chronische Entzündungen
Darmentzündung
Depressionen
Diabetes, Zuckerkrankheit
Eiterungen
Gelenkrheumatismus
Gliederschmerzen
Hautwucherungen
Herzrasen
Juckreiz
Muskelschwäche
Oberbauchschmerzen
Rheuma
Schwindel
Schwitzen
Völlegefühl

Salben-Anwendungen

Arthrose
Ekzeme
Gelenkschmerzen
Hautausschlag
Juckreiz

Nr. 6 Kalium Sulfuricum Steckbrief

Umgangssprachlich	Schwefelsaures Kalium
Chemischer Name	Kaliumsulfat
Beschaffenheit	Farbloses Pulver
Regelpotenz	D6
Vorkommen im Körper	• Haut • Schleimhäute
Einsatzbereiche	• Stoffwechsel
Hauptanwendungen	• Asthma • Ekzeme • Nebenhöhlenentzündung
Verschlimmerung	• Abend • geschlossene warme Räume
Verbesserung	• Kühle Luft
Antlitzanalyse	• Braun-gelbe Haut, • Dunkle Augenlider, • Gelblich um den Mund, • Sommersprossen, • Schuppen auf klebriger Basis, • Klebende Kopfschuppen, • Gelb und schleimig belegte Zunge
Besonderheiten	3. Entzündungs-Stadium

Merke!

Nr. 6 Kalium Sulfuricum ist ein Salz des Stoffwechsels.

Es hilft besonders im 3. Entzündungsstadium.

Nr. 7. Magnesium Phosphoricum

Magnesium Phosphoricum ist das Schmerzmittel unter den Schüssler-Salzen. Es wird gegen Schmerzen und Krämpfe eingenommen.

Magnesium Phosphoricum wird zur Intensivierung der Wirkung gern als sogenannte "Heiße Sieben" angewendet. Dazu werden zehn Tabletten von Magnesium Phosphoricum (Schüssler-Salz Nr. 7) in heißem Wasser aufgelöst und schluckweise getrunken.

Das Schüssler-Salz Magnesium Phosphoricum kann man vor allem bei Schmerzen anwenden, die krampfartig auftreten. Das sind beispielsweise Magenkrämpfe, Krampfhusten, Koliken, aber auch Migräne.

Als Salbe kann man Magnesium Phosphoricum auf schmerzende Körperpartien auftragen. Auch gegen quälenden Juckreiz kann Magnesium Phosphoricum helfen. Auch bei Durchblutungsstörungen in Füßen und Händen kann man Magnesium Phosphoricum als Salbe einmassieren, was für Senioren eine wichtige Anwendung ist.

Anwendungsgebiete für Nr. 7. Magnesium Phosphoricum

Altersjucken
Arteriosklerose
Aufbaumittel
Bandscheibenvorfall
Beruhigung
Bluthochdruck
COPD, Chronische Bronchitis
Depressionen
Diabetes
Erschöpfung
Gallenkolik
Hautjucken
Händezittern
Koliken
Kollaps
Kopfschmerzen
Krämpfe
Neuralgien
Nierenschmerzen
Ohrenschmerzen
Schlaflosigkeit
Schlaganfall
Schluckauf
Schmerzempfindlichkeit
Verspannungen
Verstopfung
Wetterfühligkeit
Zittern
Übergewicht

Salben-Anwendungen

Durchblutungsstörungen
Hexenschuss, Ischias
Juckreiz
Kopfschmerzen
Nackenschmerzen
Neuralgien
Rückenschmerzen
Schmerzen

Nr. 7 Magnesium Phosphoricum Steckbrief

Umgangssprachlich	Phosphorsaures Magnesia
Chemischer Name	Magnesiumphosphat
Beschaffenheit	Weißes Pulver
Regelpotenz	D6
Vorkommen im Körper	• Knochen • Leber • Muskeln • Nerven, Schilddrüse • rote Blutkörperchen
Einsatzbereiche	• Muskeln
Hauptanwendungen	• Krämpfe • Migräne • Schmerzen
Verschlimmerung	• Kälte
Verbesserung	• Wärme und Gegendruck
Antlitzanalyse	• Rote runde Flecken auf den Wangen (immer oder zeitweilig), • Rote Flecken am Hals, • Ansonsten blasse Haut, • Zuckungen der Mundwinkel, • Zucken der Augenlider
Besonderheiten	Schmerzzustände

Merke!

Nr. 7 Magnesium Phosphoricum ist das Salz der Muskeln.

Es hilft bei Schmerzen und Krämpfen.

Nr. 8 Natrium Chloratum

Natrium Chloratum ist ein anderer Name für das Kochsalz, das wir alle in unseren Speisen kennen. Im Körper spielt es eine entscheidende Rolle im Flüssigkeitshaushalt und so wird es auch als Schüssler-Salz angewandt.

Man kann Natrium Chloratum gegen hohen Blutdruck einsetzen, was ein wichtiger Einsatzbereich für Senioren ist, denn ältere Menschen leiden häufig unter hohem Blutdruck.

Auch zur Entgiftung und gegen Abmagerung, Blutarmut und Antriebsschwäche, kann man Natrium Chloratum verwenden. Es hilft außerdem gegen Entzündungen des Magens und auch gegen Sodbrennen, speziell, wenn es in der Speiseröhre nach oben brennt.

"Brennen" ist ein typischer Schlüsselbegriff für den Einsatz von Natrium Chloratum. Man kann Natrium Chloratum innerlich und äußerlich gegen brennende Ausschläge einsetzen und auch gegen Insektenstiche, Lippenbläschen oder leichte Verbrennungen der Haut.

Anwendungsgebiete für Nr. 8 Natrium Chloratum

Abmagerung
Antriebsschwäche
Appetitlosigkeit
Aufgeschwemmtheit
Bindegewebsschwäche
Bluthochdruck
Cellulite
Durchfall
Entgiftung
Gelenkrheumatismus
Geschwollene Füße
Heißhunger auf Salziges
Hitzeprobleme
Husten
Kalte Füße und Hände
Kälteempfindlichkeit
Magen-Darm-Grippe
Migräne
Nervenschwäche, Nervosität
Raue oder rissige Haut
Schlaffes Gewebe
Schnupfen
Schwache Gelenke
Schweißausbrüche, Schwitzen
Sodbrennen
Trockene Schleimhäute
Verstopfung
Wassereinlagerungen, Ödeme

Salben-Anwendungen

Afterjucken
Arthrose, Gicht
Hautausschlag
Hämorrhoiden
Trockene Haut
Trockene Nasenschleimhaut
Unterschenkelgeschwür

Nr. 8 Natrium Chloratum Steckbrief

Umgangssprachlich	Kochsalz
Chemischer Name	Natriumchlorid
Beschaffenheit	Weißes Pulver
Regelpotenz	D6
Vorkommen im Körper	• Außerzelluläre Flüssigkeit • Knochen, Knorpel • Magen, Nieren
Einsatzbereiche	• Flüssigkeitshaushalt
Hauptanwendungen	• Diabetes • Rheuma • Trockene Haut
Verschlimmerung	• Morgens, Vormittags, feuchtkühles Wetter • geistige Anstrengung
Verbesserung	• Trockene, warme oder frische Luft
Antlitzanalyse	• Gelatine-Glanz auf dem Oberlid, • Helle Augenlider, • Große Poren, • Aufgeschwemmtes Gesicht, • Kopfschuppen, • Weiße Augenabsonderungen, • Klarer Zungenbelag und Speichelbläschen, • Ausschlag auf der Stirn, Trockene Haut
Besonderheiten	Brennen

Merke!

Nr. 8 Natrium Chloratum ist das Salz des Flüssigkeitshaushalts.

Es hilft, wenn die Beschwerden "brennen".

Nr. 9 Natrium Phosphoricum

Natrium Phosphoricum ist das Schüssler-Salz des Stoffwechsels. Es ist das wichtigste Mittel, wenn man eine Übersäuerung behandeln will. Es gleicht die überschüssige Säure aus. Somit wirkt Natrium Phosphoricum wie eine Art Säurepuffer.

Durch die entgiftende Wirkung von Natrium Phosphoricum können auch Probleme der Haut gelindert werden, beispielsweise Neurodermitis oder Wundliegen, ein häufiges Problem bei Bettlägerigen. Außerdem können Probleme der Verdauungsorgane durch Natrium Phosphoricum gelindert werden.

Nr. 9 Natrium Phosphoricum ist auch ein wichtiges Mittel, wenn man abnehmen will, denn es hilft bei Ernährungsfehlern und Heißhunger, vor allem auf Süßigkeiten. Bei Heißhungerattacken kann man in kurzen Abständen einzelne Tabletten mit Nr. 9 Natrium Phosphoricum lutschen.

Anwendungsgebiete für Nr. 9 Natrium Phosphoricum

Arteriosklerose
Belastungs-Inkontinenz
Blasenentzündung
Blähungen
Brustknoten
Cellulite
Diabetes
Eiterungen
Fettstoffwechselstörung
Fettsucht
Gallensteine
Gelenkentzündung
Gürtelrose
Heißhunger nach Süßigkeiten
Hexenschuss, Ischias
Hohe Cholesterinwerte
Inkontinenz
Magenschleimhautentzündung
Mandelentzündung
Müdigkeit
Nebenhöhlenentzündung
Nervenentzündung
Nierensteine
Rheuma
Schlecht heilende Wunden
Schwitzen
Sodbrennen
Stoffwechselschwäche
Verdauungsbeschwerden
Wundliegen
Zuckerkrankheit
Übersäuerung

Salben-Anwendungen

Abszesse, Gicht
Hautausschlag, Neurodermitis
Krampfadern
Lymphknotenschwellungen
Orangenhaut
Schlecht heilende Wunden
Venenentzündung
Windeldermatitis

Nr. 9 Natrium Phosphoricum Steckbrief

Chemischer Name	Natriumphosphat
Beschaffenheit	Farbloses Pulver
Regelpotenz	D6
Vorkommen im Körper	• Bindegewebe • Gehirn • Muskeln • Nerven • rote Blutkörperchen
Einsatzbereiche	• Stoffwechsel
Hauptanwendungen	• Erhöhte Blutfettwerte • Gicht • Übergewicht
Verschlimmerung	• Bewegung • feuchtkaltes Wetter
Verbesserung	
Antlitzanalyse	• Fettiger stumpfer Glanz auf der Stirn, • Fettige Nase, Große Hautporen, • Mitesser, Pickel, • Blasse Schleimhäute, • Hängende Wangen, Doppelkinn,

Merke!

Nr. 9 Natrium Phosphoricum ist ein Salz des Stoffwechsel.

Es hilft bei Übersäuerung und Ernährungsfehlern.

Nr. 10 Natrium Sulfuricum

Natrium Sulfuricum ist im Körper vor allem in der Gewebeflüssigkeit enthalten. Daher dient es auch dem Abtransport von unerwünschten Stoffen und alten Zellen im Körper. Mit dem Schüssler-Salz Natrium Sulfuricum kann man Gesundheitsbeschwerden behandeln, die durch zu viel Abfallstoffe im Körper entstanden sind.

Da sich im Laufe eines langen Lebens bei den meisten Menschen viele Abfallstoffe im Körper ansammeln, kann Natrium sulfuricum für Senioren eine wertvolle Hilfe sein.

Bei grüngelben Ausscheidungen sollte man an den Einsatz von Natrium Sulfuricum denken. Man kann Natrium Sulfuricum auch gegen geschwollene Füße und Hände einsetzen, sofern diese mit ungesunder Lebensweise in Zusammenhang stehen. Natrium Sulfuricum ist auch geeignet für Menschen, die viel frieren, sogar wenn sie im warmen Bett liegen.

Anwendungsgebiete für Nr. 10 Natrium Sulfuricum

Aufgeschwemmtheit
Ausleitung
Blasenschwäche
Diabetes
Durchfall
Erbrechen
Fettstoffwechselstörung
Gallenschwäche
Geschwollene Füße und Hände
Grippe
Harnverhaltung
Hautwucherungen
Herd-Entzündungen
Hohe Cholesterinwerte
Inkontinenz
Juckreiz
Knieschmerzen
Kollaps
Leberschwäche
Lymphgefäßentzündung
Magen-Darm-Grippe
Nierenschwäche
Polyarthritis, Rheuma
Schlecht heilende Wunden
Schnupfen
Schwindel
Sodbrennen
Stoffwechselschwäche
Unterschenkelgeschwür
Verdauungsbeschwerden
Verstopfung
Wassereinlagerungen, Ödeme
Übergewicht

Salben-Anwendungen

Eitriger Hautausschlag
Geschwollene Füße und Hände
Hühneraugen
Juckreiz
Neurodermitis
Nässende Ekzeme
Psoriasis, Schuppenflechte
Schlecht heilende Wunden
Warzen

Nr. 10 Natrium Sulfuricum Steckbrief

Umgangssprachlich	Glaubersalz
Chemischer Name	Natriumsulfat
Beschaffenheit	Farbloses Pulver
Regelpotenz	D6
Vorkommen im Körper	• Gewebeflüssigkeit
Einsatzbereiche	• Entschlackung
Hauptanwendungen	• Erkältung • Kopfschmerzen • Verdauungsschwäche
Verschlimmerung	• Morgen • feuchte Umgebung und Wetter
Verbesserung	
Antlitzanalyse	• Grün-gelbe Gesichtsfarbe vor allem Stirn und Schläfen, • Bläuliche Röte an der Nase, • Bläuliche Röte vor den Ohren, • Rötungen am äußeren Augenwinkel, • Zunge wirkt schmutzig und grünlich

Merke!

Nr. 10 Natrium Sulfuricum ist ein Salz der Ausscheidung.

Es hilft gegen Beschwerden durch ungesunde Lebensweise.

Nr. 11 Silicea

Silicea ist das Schüssler-Salz der Haut, der Haare, der Nägel und des Bindegewebes. Man kann Silicea zur Stärkung der Haare verwenden, und um eine schöne, elastische Haut zu bekommen.

So wie es die Beschaffenheit der Außenhaut fördert, kann Silicea auch zur Stärkung des Gewebes im Innern des Körpers eingesetzt werden. Gegen Krampfadern, Hämorrhoiden und Arteriosklerose kann man Silicea einnehmen.

Da die Elastizität von Haut und Bindegewebe mit zunehmendem Alter nachlässt, ist Silicea ein wichtiges Schüsslersalz für das Seniorenalter.

Silicea stärkt auch die Zellen des Immunsystems und kann daher die Abwehrkräfte steigern. So hilft es sowohl gegen die Neigung zu Infektionskrankheiten als auch bei der Ausheilung bestehender Infektionen und Entzündungsprozesse.

Insgesamt wirkt Silicea wie eine Art Stütze und zwar sowohl innerlich als auch äußerlich. Es hilft daher gegen Müdigkeit und Erschöpfungszustände, aber auch gegen Unruhe.

Anwendungsgebiete für Nr. 11 Silicea

Alterserscheinungen
Altersherz
Anti Aging
Bronchitis
Brustknoten
Brüchige Fingernägel und Haare
Depressionen
Diabetes
Erschöpfung
Gallensteine
Haarausfall
Hallux valgus
Haltungsschäden
Haut-Straffung
Hautausschlag
Herzschwäche
Hämorrhoiden
Inkontinenz
Krampfadern
Krähenfüße
Nachtschweiß
Nervosität, Ruhelosigkeit
Rheuma
Stumpfe Haare
Ständiger Harndrang
Wirbelsäulen-Probleme

Salben-Anwendungen

Afterjucken
Bindegewebsschwäche
Falten, Runzeln
Furunkel
Gicht
Juckreiz
Orangenhaut
Windeldermatitis

Nr. 11 Silicea Steckbrief

Umgangssprachlich	Kieselerde
Chemischer Name	Kieselsäure
Beschaffenheit	Weißes Pulver
Regelpotenz	D12
Vorkommen im Körper	• Bindegewebe
Einsatzbereiche	• Bindegewebe • Haare • Haut
Hauptanwendungen	• Abwehrschwäche • Arteriosklerose • Bindegewebsschwäche
Verschlimmerung	• Bewegung, Kälte, Nachts
Verbesserung	• Wärme
Antlitzanalyse	• Glänzende Haut wie lackiert (Glasurglanz), • Wächsern gelbe oder blasse Hautfarbe, • Tiefliegende Augen, Schlupflider, • Lachfalten, Krähenfüße, • Kleinporige Haut, • Senkrechte Falten vor den Ohren, • Geheimratsecken, Trockene Nase
Besonderheiten	Bindegewebe-Stärkung

Merke!

Nr. 11 Silicea ist ein Salz des Bindegewebes.

Es stärkt das Gewebe, verschönert Haut und Haar.

Nr. 12 Calcium Sulfuricum

Calcium Sulfuricum ist das Schüssler-Salz der Gelenke und des Knorpels. Auch Leber und Galle können durch Calcium Sulfuricum gestärkt werden. In seiner Beziehung zu den Gelenken kann man Calcium Sulfuricum gegen Arthrose und rheumatische Gelenkentzündung verwenden.

Gelenke und Knorpel machen im höheren Alter häufig Probleme, weil sie durch jahrzehntelange Belastung abgenutzt sind. Daher kann Calcium Sulfuricum für Senioren eine wichtige Hilfe sein.

Ein weiteres typisches Einsatzgebiet von Calcium Sulfuricum ist seine Fähigkeit, eitrige Prozesse zu lindern. Dadurch ist Calcium Sulfuricum ein geeignetes Mittel gegen eitrige Angina, Nebenhöhlenvereiterungen und eitrige Bronchitis. Bei diesen und anderen chronischen Entzündungsvorgängen ist Calcium Sulfuricum oft besonders wirkungsvoll.

Auch gegen Furunkel und andere Abszesse kann man Calcium Sulfuricum verwenden. Die Wirkung gegen Furunkel wird durch die Anwendung von Calcium Sulfuricum als Salbe verstärkt. Calcium Sulfuricum kann man auch gegen rheumatisch bedingte Schmerzen einsetzen.

Anwendungsgebiete für Nr. 12 Calcium Sulfuricum

Abszesse
Arthrose
Fettsucht
Furunkel
Gedächtnisschwäche
Gelenkrheumatismus
Giftstoffe-Abbau
Hallux valgus
Knorpel-Aufbau
Kontraktur
Muskelrheuma
Nebenhöhlenentzündung
Nierenentzündung
Prostatabeschwerden
Schlaflosigkeit
Ständiger Harndrang
Vitalisierung
Wundsein
Übergewicht

Salben-Anwendungen

Abszesse, Furunkel
Arthrose
Ekzeme, Neurodermitis
Gicht, Rheumatische Schmerzen

Nr. 12 Calcium Sulfuricum Steckbrief

Umgangssprachlich	Gips
Chemischer Name	Calciumsulfat
Beschaffenheit	Weißes Pulver
Regelpotenz	D6
Vorkommen im Körper	• Galle • Knorpel • Leber
Einsatzbereiche	• Gelenke
Hauptanwendungen	• Arthrose • Eiterungen • Rheuma
Verschlimmerung	• Wärme
Verbesserung	• Eisbehandlung
Antlitzanalyse	• Weiße alabasterartige Hautfärbung (wie Gips), • Wenig Zeichen im Gesicht zu erkennen, • Eventuell Altersflecken
Besonderheiten	Gelenk-Stärkung

Merke!

Nr. 12 Calcium Sulfuricum ist ein Salz der Gelenke.

Es hilft bei eitrigen Vorgängen im Körper.

Die 15 Ergänzungsmittel

Die Ergänzungsmittel der Schüssler-Salze wurden durch Schüler von Dr. Schüßler entdeckt und ihre Anwendungsgebiete erprobt und weiterentwickelt.

Je nach Autor gibt es 12 bis 15 Ergänzungsmittel. Sie werden jeweils erst dann anerkannt, wenn ihr Vorkommen im menschlichen Körper nachgewiesen ist.

Die Ergänzungssalze sind vor allem für spezielle Einsatzzwecke geeignet.

Die 15 Ergänzungsmittel		**Wirkt vor allem auf:**
Nr. 13	Kalium Arsenicosum	Haut, Lebenskraft
Nr. 14	Kalium Bromatum	Nervensystem, Haut
Nr. 15	Kalium Jodatum	Schilddrüse
Nr. 16	Lithium Chloratum	Rheumatische Erkrankungen, Nerven
Nr. 17	Manganum Sulfuricum	Eisenhaushalt
Nr. 18	Calcium Sulfuratum	Lebenskraft, Körpergewicht
Nr. 19	Cuprum Arsenicosum	Verdauungssystem, Nieren
Nr. 20	Kalium-Aluminium Sulfuricum	Verdauung, Nervensystem
Nr. 21	Zincum Chloratum	Stoffwechsel, Gebärmutter, Nerven
Nr. 22	Calcium Carbonicum	Lebenskraft, Anti Aging
Nr. 23	Natrium Bicarbonicum	Entschlackung, Übersäuerung
Nr. 24	Arsenum Jodatum	Haut, Allergien
Nr. 25	Aurum Chloratum Natronatum	Tagesrhythmus, Weibliche Fortpflanzungsorgane
Nr. 26	Selenium	Leber, Blutgefäße
Nr. 27	Kalium Bichromicum	Blut, Zuckerstoffwechsel

Nr. 13 Kalium Arsenicosum

Das Ergänzungsmittel Kalium Arsenicosum steht vor allem in Verbindung mit der Haut und mit der Lebenskraft.

Kalium arsenicosum wirkt Abmagerung entgegen, aber auch Unruhe, Nervosität und Schlaflosigkeit. Nervöse Herzbeschwerden und Herzrasen werden gelindert, was es zu einem wertvollen Mittel für Senioren macht.

Besonders wichtig ist auch die Wirkung von Kalium Arsenicosum auf die Haut. Quälender Juckreiz kann sowohl durch die innere Einnahme der Tabletten als auch durch äußerliche Anwendung ein selbst angerührten Salbe gemildert werden.

Steckbrief	
Chemische Bezeichnung	Kaliumarsenit
Typische Potenz	D6
Vorkommen im Körper	Haut, Haare, Leber, Niere, Schilddrüse, Gehirn
Einsatz-Bereich als Schüssler-Salz	Haut, Lebenskraft
Hauptanwendungen	• Hauterkrankungen • Nervosität • Schwächezustände

Anwendungsgebiete für Nr. 13 Kalium Arsenicosum

Abmagerung
Altersjucken
Auszehrung
Ekzeme
Gedächtnisschwäche
Herzklopfen
Müdigkeit
Nervosität
Rissige Haut
Schilddrüsenprobleme
Schlaflosigkeit
Schmerzen
Sonnen-Empfindlichkeit
Sonnenallergie
Suchtneigung
Wassereinlagerungen
Wundsein
Ödeme

Salben-Anwendung:

Ekzeme, Neurodermitis, Juckreiz
Knochenentzündung, Knochenschmerzen
Muskelkrämpfe
Psoriasis, Schuppenflechte

Nr. 14 Kalium Bromatum

Viele Beschwerden, die nervös bedingt sind, werden durch die Gabe von Kalium Bromatum gelindert, z.B. Schlaflosigkeit und Kopfschmerzen. Kalium Bromatum kann man einsetzen, wenn die Heiße Sieben (Nr. 7. Magnesium Phosphoricum) versagt.

Kalium Bromatum ist auch angesagt, wenn man unter Schilddrüsenstörungen leidet, vor allem bei Schilddrüsen-Überfunktion und deren Folgebeschwerden wie Unruhe, Bluthochdruck und Abmagerung. Zudem hilft Kalium Bromatum gegen Entzündungen, vor allem der Schleimhäute.

Steckbrief	
Chemische Bezeichnung	Kaliumbromid
Typische Potenz	D12
Vorkommen im Körper	Hormondrüsen
Einsatz-Bereich als Schüssler-Salz	Nervensystem, Entzündungen
Hauptanwendungen	• Neuralgien • Schlaflosigkeit

Anwendungsgebiete für Nr. 14 Kalium Bromatum

Asthma
Bettnässen
COPD, Chronische Bronchitis
Depressionen
Diarrhoe, Durchfall
Hautausschlag
Kopfschmerzen
Magenschleimhautentzündung
Migräne
Muskelzuckungen
Müdigkeit
Nächtliches Aufwachen
Prostatabeschwerden
Schilddrüsenprobleme
Schlafstörungen
Schleimhautentzündungen
Schmerzempfindliche Haare
Schmerzempfindliche Haut
Schmerzempfindliche Zähne
Schuppen
Schuppenflechte
Sehstörungen
Stirnhöhlenentzündung
Unruhe
Zuckungen
Übelkeit

Salben-Anwendung

Akne, Pickel, Hautausschlag
Psoriasis, Schuppenflechte
Schleimhautentzündungen

Nr. 15 Kalium Jodatum

Kalium Jodatum ist das Schilddrüsenmittel schlechthin. Es wird gegen alle Arten von Schilddrüsenstörungen eingesetzt, sei es eine Überfunktion, eine Unterfunktion oder ein Kropf. Kalium Jodatum wirkt nämlich regulierend auf die Schilddrüsenfunktion.

Besonders typisch für den Bedarf an Kalium Jodatum ist auch eine traurige Gemütsverfassung. Die Betroffenen sind oft weinerlich und neigen zu depressiven Verstimmungen. Kalium Jodatum hat auch eine ausgeprägte Wirkung auf Überreaktionen der Nerven, beispielsweise bei Neuralgien wie Ischias oder Trigeminusneuralgie.

Steckbrief	
Deutscher Name	Jodkalium
Chemische Bezeichnung	Kaliumjodid
Typische Potenz	D12
Vorkommen im Körper	Schilddrüse, Niere, Leber, Magen, Milz, Haut, Haare
Einsatz-Bereich als Schüssler-Salz	Stoffwechsel, Psyche
Hauptanwendungen	• Bluthochdruck • Niedergeschlagenheit • Schwäche

Anwendungsgebiete für Nr. 15 Kalium Jodatum

Abgeschlagenheit
Abwehrschwäche
Alterserscheinungen
Herzschwäche
Hexenschuss, Ischias
Kropf
Nervosität, Reizbarkeit
Neuralgien
Schilddrüsenunterfunktion
Schilddrüsenüberfunktion
Schweißausbrüche
Schweißhände
Schwindel
Trigeminusneuralgie
Verdauungsbeschwerden
Wassereinlagerungen, Ödeme
Wundsein

Salben-Anwendung:

Akne, Pickel
Gelenkentzündung,
Knochenentzündung
Hexenschuss, Ischias
Trigeminusneuralgie

Nr. 16 Lithium Chloratum

Lithium Chloratum dient in erster Linie der Ausscheidung von Abfall und Giftstoffen im Körper. Die Ausscheidung von Harnsäure und Harnstoff wird durch Lithium Chloratum gefördert. Dadurch ist Lithium Chloratum in besonderer Weise für die Gichtbehandlung sinnvoll, denn bei Gicht handelt es sich um eine Störung des Harnsäure-Stoffwechsels.

Da Gicht häufig bei älteren Menschen auftritt, ist Lithium Chloratum ein wichtiges Ergänzungssalz für Senioren.

Lithium Chloratum ist auch ein geeignetes Mittel für die Behandlung von nervös bedingte Herzbeschwerden wie Herzstiche, Herzflattern oder Herzklopfen.

Steckbrief	
Deutscher Name	Chlorlithium
Chemische Bezeichnung	Lithiumchlorid
Typische Potenz	D12
Vorkommen im Körper	Lunge
Einsatz-Bereich als Schüssler-Salz	Stoffwechsel, Ausscheidung
Hauptanwendungen	• Gicht • Missstimmung • Müdigkeits-Syndrom

Anwendungsgebiete für Nr. 16 Lithium Chloratum

Abwehrschwäche
Alterserscheinungen
Blasenentzündung
Blasengrieß, Blasensteine
Brennen beim Wasserlassen
Gallenschwäche
Gallensteine
Gelenkentzündung
Gicht
Harnsteine
Herzrhythmusstörungen
Herzschwäche
Nervöse Herzbeschwerden
Nierenbeckenentzündung
Nierenentzündung
Nierensteine
Wirbelsäulen-Verkrümmung
Zittern

Salben-Anwendung:

Neurodermitis, Ekzeme
Gelenkentzündung,
Hexenschuss
Narbengewebe

Nr. 17 Manganum Sulfuricum

Als ergänzendes Schüssler-Salz wird Manganum Sulfuricum gerne zusammen mit Nr. 3. Ferrum Phosphoricum gegeben, beispielsweise um die Blutbildung zu unterstützen. Auch zur Bildung von Knorpeln und Knochen dient die Gabe von Manganum Sulfuricum, weshalb man Manganum Sulfuricum gegen Osteoporose und Arthrose einsetzen kann.

Durch Manganum Sulfuricum sollen auch die Blutgefäße elastisch gehalten werden und gesundheitsschädliche Plaques an den Innenwänden der Blutgefäße abgebaut und verhindert werden. Dadurch kann man Manganum Sulfuricum gegen Arteriosklerose anwenden.

Steckbrief	
Chemische Bezeichnung	Mangansulfat
Beschaffenheit	Weißer oder rosafarbener kristalliner Feststoff
Typische Potenz	D12
Vorkommen im Körper	Blut, Knorpel
Einsatz-Bereich als Schüssler-Salz	Blutbildung, Nervensystem, Stoffwechsel
Besonderheiten	Ergänzung zu Nr. 3
Hauptanwendungen	• Arthrose, Blutarmut • Osteoporose

Anwendungsgebiete für Nr. 17 Manganum Sulfuricum

Alterserscheinungen
Arteriosklerose
Blutungen, Blutverlust
Durchblutungsstörungen
Eingeschlafene Füße und Hände
Gedächtnisschwäche
Gleichgewichtsstörungen
Haut-Straffung, Hautrisse
Knorpel-Aufbau
Krampfadern
Schmerzempfindlichkeit
Schwerhörigkeit, Schwindel
Thrombose
Venenschwäche, Venenstauung

Salben-Anwendungen:

Arthrose, Gelenkschmerzen
Ekzeme, Flechten, Psoriasis
Muskelschmerzen , Zittern

Nr. 18 Calcium Sulfuratum

Das wichtigste Einsatzgebiet des Ergänzungssalzes Calcium Sulfuratum ist seine ausleitende Wirkung gegen Vergiftungen mit Schwermetallen, beispielsweise Amalgam.

Calcium Sulfuratum kann auch angesagt sein, wenn man bei gutem Appetit trotzdem abmagert. In solchen Fällen sollte man seinen Gesundheitszustand jedoch unbedingt ärztlich abklären lassen, denn hinter einer Abmagerung bei reichlich Appetit kann eine ernste innere Erkrankung stecken.

Steckbrief	
Deutscher Name	Kalziumsulfid
Chemische Bezeichnung	Calciumsulfid
Beschaffenheit	Farblose Kristalle
Typische Potenz	D12
Vorkommen im Körper	Haut, Schleimhäute, Muskeln
Einsatz-Bereich als Schüssler-Salz	Entgiftung, Stoffwechsel
Hauptanwendungen	• Abmagerung • Amalgamvergiftung • Rheuma

Anwendungsgebiete für Nr. 18 Calcium Sulfuratum

Ausleitung
Bindegewebsschwäche
Brüchige Haare
Darmträgheit
Dekubitus, Druckgeschwür
Durchblutungsstörungen
Erschöpfung
Muskellähmung
Muskelrheuma
Muskelzerrung
Schlaffes Gewebe
Schlecht heilende Wunden
Schulter-Verspannungen
Thrombose, Venenschwäche
Verspannungen
Verstopfung
Willensschwäche
Wundliegen
Übersäuerung

Salben-Anwendung:

Furunkel, Haut-Eiterungen
Schlecht heilende Wunden
Hämorrhoiden, Krampfadern, Venenschwäche
Neuralgien

Nr. 19 Cuprum Arsenicosum

Das Ergänzungsmittel Cuprum Arsenicosum wird vor allem gegen Krämpfe aller Art eingesetzt. Man kann Cuprum Arsenicosum beispielsweise gegen Wadenkrämpfe und andere Muskelkrämpfe anwenden. Cuprum Arsenicosum kann man auch gegen krampfartigen Husten und Asthma einsetzen.

Cuprum Arsenicosum wird außerdem gerne zur Stärkung des Immunsystems eingesetzt. Kupfer wirkt im menschlichen Körper als Gegenspieler des Eisens. Zur Regulierung des Eisenstoffwechsels, also auch der Blutbildung, sind gewisse Kupfermengen notwendig, wenn auch nicht zu viel.

Steckbrief	
Chemische Bezeichnung	Kupferarsenit
Typische Potenz	D12
Vorkommen im Körper	Leber, Galle
Einsatz-Bereich als Schüssler-Salz	Nervensystem, Haut, Verdauungsorgane
Hauptanwendungen	• Abwehrschwäche • Asthma • Schwermetallvergiftung

Anwendungsgebiete für Nr. 19 Cuprum Arsenicosum

Atemnot
Blähungen
Claudicatio Intermittens
Darmkrämpfe
Frieren, Kalte Füße
Krämpfe
Magenkrämpfe
Muskelkrämpfe
Nächtliches Aufwachen
Reizdarm
Roemheld-Syndrom
Schlaffes Gewebe
Schlaflosigkeit
Wadenkrämpfe
Wirbelsäulen-Probleme

Salben-Anwendung

Furunkel, Karbunkel
Krampfadern, Venenentzündung
Muskelkrämpfe,
Wadenkrämpfe, Ischias

Nr. 20 Kalium aluminium Sulfuricum

Das Ergänzungssalz Kalium aluminium Sulfuricum wirkt vor allem entkrampfend auf die Muskulatur der inneren Organe. Daher kann man es gegen Krämpfe des Verdauungsapparates und der Atmungsorgane einsetzen. Kalium aluminium Sulfuricum hilft gegen Reizhusten und Krampfhusten. Dadurch ergibt sich ein umfangreiches Einsatzspektrum.

Man kann es auch gegen trockene Haut und Schleimhäute verwenden. Kalium aluminium Sulfuricum eignet sich dadurch zur Behandlung von juckender, trockener Altershaut.

Steckbrief	
Deutscher Name	Alaun
Chemische Bezeichnung	Kalium-Aluminiumsulfat
Beschaffenheit	Weißes Pulver oder Kristalle
Typische Potenz	D12
Einsatz-Bereich als Schüssler-Salz	Haut, Muskeln
Besonderheiten	Kalium aluminium Sulfuricum kann metallisch schmecken.
Hauptanwendungen	• Blähungen • Reizhusten • Trockene Schleimhäute

Anwendungsgebiete für Nr. 20 Kalium aluminium Sulfuricum

Altersjucken
Blasenschwäche
COPD, Chronische Bronchitis
Ekzeme
Krampfhusten
Magenkrämpfe
Meteorismus
Nebenhöhlenentzündung
Niedriger Blutdruck
Reizdarm
Reizmagen
Roemheld-Syndrom
Schleimhaut-Atrophie
Trockene Haut
Verstopfung

Salben-Anwendungen:

Ekzeme, Juckreiz,
Trockene Haut
Trockene Schleimhäute
Gelenkschmerzen

Nr. 21 Zincum Chloratum

Das Ergänzungssalz Zincum Chloratum kann man anwenden, um den Körper zur Aufnahme des wichtigen Spurenelementes Zink zu ermuntern. Zincum Chloratum soll helfen, das Immunsystem zu stärken und dadurch die Anfälligkeit für Infektionen zu verringern.

Auch die Fähigkeit der Haut, Wunden zu heilen, soll durch die Gabe von Zincum Chloratum verbessert werden. Man kann es also anwenden, wenn man Wunden hat, die über einen längeren Zeitraum nicht heilen wollen.

Steckbrief	
Chemische Bezeichnung	Zinkchlorid
Typische Potenz	D12
Vorkommen im Körper	Zellen, Immunsystem
Einsatz-Bereich als Schüssler-Salz	Immunsystem, Stoffwechsel, Wundheilung
Hauptanwendungen	• Abwehrschwäche • Nervenschwäche • Wunden

Anwendungsgebiete für Nr. 21 Zincum Chloratum

Alterserscheinungen
Altersjucken
Gürtelrose
Hautmykose, Hautpilz
Immunsystem-Stärkung
Infektionskrankheiten
Kopfschmerzen
Lichtempfindlichkeit
Nebenhöhlenentzündung
Nervenentzündung
Nächtlicher Harndrang
Pankreas-Schwäche
Reizdarm
Restless Legs
Schlaflosigkeit
Schlaganfall
Schlecht heilende Wunden
Schnupfen
Schwellungen
Schwindel
Schädel-Hirn-Trauma
Seborrhoisches Ekzem
Stimmungsschwankungen
Wetterfühligkeit
Zuckerstoffwechsel

Salben-Anwendungen:

Herpes, Juckreiz
Muskelkrämpfe
Schlecht heilende Wunden

Nr. 22 Calcium Carbonicum

Calcium Carbonicum wird gerne eingesetzt, wenn Menschen eine Neigung zu Infektionskrankheiten haben, vor allem, wenn diese mit einem aufgequollenen Gesicht und geschwollenen Lymphknoten einhergehen.

Man wendet dieses Ergänzungsmittel zur Behandlung von Schnupfen, Ohrenentzündungen oder Halsschmerzen an. Auch bei schwacher Verdauung und der Neigung zu Hautentzündungen wird Calcium Carbonicum eingesetzt.

Steckbrief	
Deutscher Name	Kohlensaurer Kalk, Kreide, Calcit, Kalkstein, Marmor
Chemische Bezeichnung	Kalziumkarbonat, Calciumcarbonat
Beschaffenheit	Weißer Feststoff
Typische Potenz	D12
Vorkommen im Körper	Knochen, Lymphsystem
Einsatz-Bereich als Schüssler-Salz	Stoffwechsel, Haut
Hauptanwendungen	• Alterserscheinungen • Erkältungsneigung • Übergewicht

Anwendungsgebiete für Nr. 22 Calcium Carbonicum

Arteriosklerose
Brüchige Fingernägel
Brüchige Haare
Ekzeme
Erkältung
Essstörung
Fettsucht
Grippe
Halsentzündung
Hautpilz
Hautentzündungen
Lymphknotenschwellungen
Osteopenie, Osteoporose
Verdauungsschwäche

Salben-Anwendungen:

Ekzeme, Hautausschlag
Lymphknotenschwellungen
Osteoporose
Rundrücken, Skoliose

Nr. 23 Natrium Bicarbonicum

Das Ergänzungssalz Natrium Bicarbonicum wird vor allem zur Verbesserung der Stoffwechselvorgänge eingesetzt. Natrium Bicarbonicum soll gegen Abwehrschwäche helfen und dadurch die Neigung zu Erkältungen verringern.

Die Arbeit der Bauchspeicheldrüse und ihrer Inselzellen wird angeregt. Daher kann man Natrium Bicarbonicum als ergänzende Behandlung bei Diabetes einsetzen. Auch gegen Übergewicht kann man Natrium Bicarbonicum unterstützend zur Ernährungsumstellung anwenden.

Steckbrief	
Deutscher Name	Natron
Chemische Bezeichnung	Natriumbikarbonat
Beschaffenheit	Weißes Pulver
Typische Potenz	D12
Vorkommen im Körper	Leber
Einsatz-Bereich als Schüssler-Salz	Stoffwechsel, Ausscheidung
Hauptanwendungen	• Sodbrennen • Stoffwechselschwäche • Übersäuerung

Anwendungsgebiete für Nr. 23 Natrium Bicarbonicum

Abwehrschwäche
Bauchspeicheldrüsenschwäche
Diabetes
Durchfall
Fettsucht
Gicht
Saures Aufstoßen
Wirbelsäulen-Probleme
Wirbelsäulen-Verkrümmung
Zuckerkrankheit
Zuckerstoffwechsel
Zwölffingerdarmgeschwür
Übergewicht

Salben-Anwendung:

Ekzeme
Neurodermitis
Juckreiz
Hautausschlag
Hautentzündung
Hautrötungen

Nr. 24 Arsenum Jodatum

Arsenicum Jodatum passt vor allem bei Menschen, die mager und schwächlich sind und eingefallene Wangen haben. Verschiedene gesundheitliche Probleme bestehen bei ihnen aufgrund einer dauerhaften Erschöpfung.

Typische Beschwerden sind Entzündungen der Atmungsorgane, Verdauungsbeschwerden und Hautentzündungen. Auch bei Nachtschweiß kann man Arsenum Jodatum versuchen.

Steckbrief	
Chemische Bezeichnung	Arsentrijodid
Typische Potenz	D12
Vorkommen im Körper	Lymphknoten, Haut, Lunge
Einsatz-Bereich als Schüssler-Salz	Stoffwechsel
Hauptanwendungen	• Akne • Allergien • Heuschnupfen

Anwendungsgebiete für Nr. 24 Arsenum Jodatum

Abmagerung
Bronchialasthma
Darmentzündung
Diarrhoe, Durchfall
Ekzeme
Erschöpfung
Hautausschlag
Hautjucken
Hautmykose, Hautpilz
Herzschwäche
Juckreiz
Magenschleimhautentzündung
Prostatabeschwerden
Reizüberflutung
Ruhebedürfnis
Schilddrüsenüberfunktion
Schnupfen
Seborrhoisches Ekzem
Sehnenscheidenentzündung
Sodbrennen
Urtikaria
Verdauungsschwäche

Salben-Anwendung:

Ekzeme
Hautausschlag
Juckreiz
Pickel
Sehnenscheidenentzündung

Nr. 25 Aurum Chloratum Natronatum

Das Ergänzungssalz Aurum Chloratum Natronatum wird für alle Arten von Rhythmen im menschlichen Körper eingesetzt. Aurum Chloratum Natronatum wird daher gegen Einschlafstörungen und Schlafwandeln angewendet.

Aurum Chloratum Natronatum ist auch ein Mittel gegen allerlei Frauenprobleme. Man kann es gegen Eierstocks- und Gebärmuttererkrankungen anwenden. Bei schweren Erkrankungen begleitend und in Absprache zur ärztlichen Behandlung.

Steckbrief	
Deutscher Name	Gold-Salz
Chemische Bezeichnung	Gold-Natriumchlorid
Typische Potenz	D12
Vorkommen im Körper	Zirbeldrüse, Herz, Leber
Einsatz-Bereich als Schüssler-Salz	Rhythmusstörungen, Frauenkrankheiten
Besonderheiten	Körper-Rhythmen
Hauptanwendungen	• Herzschwäche • Frauenbeschwerden • Schlafstörungen

Anwendungsgebiete für Nr. 25 Aurum Chloratum Natronatum

Arteriosklerose
Bluthochdruck
Eierstockzysten
Gebärmuttersenkung
Gutartiger Tumor
Hautjucken
Hautwucherungen
Myom
Nächtliches Aufwachen
Prostatabeschwerden
Prostatavergrößerung
Schlaflosigkeit
Schmerzempfindlichkeit
Unterleibs-Beschwerden
Wucherungen

Salben-Anwendung:

Juckreiz, Warzen

Nr. 26 Selenium

Das Ergänzungssalz Selenium ist eigentlich kein Salz sondern ein chemisches Element. Nichtsdestotrotz ist das Element Selen für den menschlichen Körper ein wichtiges Spurenelement.

Das Schüssler-Salz Selenium fördert die Aufnahme des Elementes Selen aus der Nahrung und kann daher Selenmangel-Problemen vorbeugen und begegnen. Man kann Selenium zur Krebsvorsorge einnehmen. Auch zur Raucherentwöhnung und für andere Entgiftungs-Maßnahmen eignet sich Selenium. Selenium kann man außerdem zur begleitenden Diabetes-Behandlung anwenden.

Steckbrief	
Deutscher Name	Selen
Chemische Bezeichnung	Selen
Beschaffenheit	Graue, feste Kristalle
Typische Potenz	D12
Vorkommen im Körper	Leber
Einsatz-Bereich als Schüssler-Salz	Stoffwechsel, Zellschutz
Hauptanwendungen	• Erschöpfung • Leberschwäche • Leistungsfähigkeit

Anwendungsgebiete für Nr. 26 Selenium

Abszesse
Arteriosklerose
Benommenheit
Dauerstress
Diabetes
Entspannung
Graue Haare
Herpes
Knochenwachstum
Kollaps
Nervenschwäche
Operationsvorbereitung
Ruhebedürfnis
Sehstörungen
Stress
Thrombose
Wundsein
Zuckerkrankheit
Zuckerstoffwechsel

Salben-Anwendung:

Herpes

Nr. 27 Kalium Bichromicum

Das Ergänzungssalz Kalium Bichromicum steht in Verbindung mit dem Fettstoffwechsel. Es hilft der Leber bei der Regulierung der körpereigenen Cholesterin-Produktion. Dadurch soll Kalium Bichromicum gegen erhöhte Cholesterinwerte wirken.

Außerdem wird es angewendet, um Körperfett in Muskeln zu verwandeln, vor allem in Verbindung mit Sport. Dadurch kann man Kalium Bichromicum gegen Übergewicht einsetzen.

Steckbrief	
Deutscher Name	Doppeltchromsaures Kalium
Chemische Bezeichnung	Kaliumdichromat, Kaliumbichromat
Beschaffenheit	Orangerotes, kristallines Pulver
Typische Potenz	D12
Vorkommen im Körper	Leber
Einsatz-Bereich als Schüssler-Salz	Stoffwechsel, Blutgefäße
Hauptanwendungen	• Arteriosklerose • Diabetes • Übergewicht

Anwendungsgebiete für Nr. 27 Kalium Bichromicum

Blutarmut
Brustknoten
Dekubitus, Druckgeschwür
Fettsucht
Geruchsempfindlichkeit
Geschwüre
Giftstoffe-Abbau
Graue Haare
Grippe
Halsentzündung
Halsschmerzen
Husten
Lauf-Schnupfen
Nasenlaufen
Nebenhöhlenentzündung
Schnupfen
Wundliegen
Zuckerkrankheit
Zuckerstoffwechsel

Salben-Anwendung:

Geschwüre
Schlecht heilende Wunden

Schüssler-Kuren

Mit Schüssler-Kuren können Sie über den Zeitraum von drei bis sechs Wochen intensiv etwas für Ihre Gesundheit tun.

Schüssler-Kuren kann man durchführen, um sich einfach etwas besser zu fühlen oder um sich auf eine bestimmte Jahreszeit oder Situation einzustellen.

Man kann auch Schüssler-Kuren für bestimmte Organsysteme oder Krankheiten einsetzen.

Bei Schüssler-Kuren werden einerseits kurmäßig bestimmte Schüsslersalz-Kombinationen eingenommen.

Hinzu kommt meistens die gezielte Anwendung einer oder mehrerer Schüssler-Salben.

Unterstützt wird die Kurwirkung durch Kräutertees, bestimmte Nahrungsempfehlungen und andere Maßnahmen, die Ihre Gesundheit gezielt im Rahmen der jeweiligen Kur fördern.

Dadurch haben Sie ein Rundum-Kurpaket, mit dem Sie Ihre Gesundheit gezielt fördern und Beschwerden lindern können.

Grundsätzliche Vorgehensweise bei Kuren

Bei einer Schüssler-Kur kann man einer generellen Anwendungsweise folgen.

Meistens drei Salze

Meistens kommen drei verschiedene Schüssler-Salze zum Einsatz. Man kann aber auch Schüsslerkuren mit mehr oder weniger Sorten Schüsslersalze durchführen.

Salbe zur Ergänzung

Zur Ergänzung wird häufig noch eine Schüssler-Salbe verwendet.

Man kann die Salbe zur Behandlung äußerlicher Schwierigkeiten, z.B. Hautprobleme oder Gelenkschmerzen anwenden. Oder man verwendet die Salbe, um über die Haut auf die innerliche Verfassung einzuwirken.

Start mit Schüssler-Heißgetränk

Damit Sie und Ihr Körper deutlich spüren, dass Sie in den nächsten Wochen in den Genuss einer Schüssler-Kur kommen werden, beginnen Sie die Kur mit einer Intensiv-Anwendung.

Dazu bereiten Sie sich ein Heißgetränk analog der Heißen Sieben.

Das geht folgendermaßen:

Nehmen Sie sich für den Start in die Sommer-Kur mindestens eine Viertelstunde Zeit, in der Sie entspannen können.

- Geben Sie die Schüssler-Salze für die Kur in eine Tasse: Jeweils 3 Tabletten von jeder Salz-Sorte.
- Gießen Sie dazu heißes Wasser, bis die Tasse voll ist.
- Warten Sie wenige Minuten, bis sich die Tabletten aufgelöst haben. **Achtung!** Keinen Metalllöffel zum Umrühren verwenden.
- Trinken Sie das Schüssler-Heißgetränk in kleinen Schlucken.

Wenn Ihnen nicht nach einem heißen Getränk zumute ist, lassen Sie das Getränk abkühlen und trinken Sie es kalt.

Diese Heißanwendung ermöglicht Ihren Körper gleich zu Anfang der Kur einen kräftigen Schwung der potenzierten Mineralsalze aufzunehmen.

Je nach Ihren persönlichen Vorlieben können Sie das Heißgetränk am Tag vor dem eigentlichen Kurbeginn einnehmen oder Sie starten morgens am ersten Kurtag mit dem Heißgetränk und nehmen an diesem Tag außerdem die Tabletten des intensiven ersten Kurtags ein.

3 Tage Intensiv-Einstieg

Die ersten drei Tage der Kur dienen einem intensiven Einstieg, damit Sie möglichst von Anfang an die fördernde Wirkung der Sommer-Kur genießen können.

Nehmen Sie in den ersten 3 Tagen 6 mal täglich von jedem der Kursalze eine Tablette.

Lassen Sie die Tabletten langsam im Munde zergehen.

Wenn einem 6 Einnahmen pro Tag zu häufig sind, kann man auch 3 mal täglich je 2 Tabletten von jedem Salz einnehmen, also jedes Mal 6 Tabletten.

Wichtig! Trinken Sie nach der Einnahme am besten ein Glas frisches Wasser, damit der Körper genügend Wasser hat, um eventuelle Giftstoffe ausscheiden zu können.

Gesamt-Kurdauer 3 - 6 Wochen

Reduzieren Sie die Einnahme nach den 3 Tagen auf 3 mal täglich.

Denken Sie jedes Mal daran, ein Glas Wasser zu trinken, nachdem Sie die Schüssler-Salze eingenommen haben.

Setzen Sie die Kur bis zu einer Gesamt-Kurdauer von 3 bis 6 Wochen fort.

Bei einer Gesamt-Kurdauer von 3 Wochen verbrauchen Sie je Salz-Sorte knapp ein Fläschchen mit 80 Tabletten.

Wenn diese Zeit um ist, kann man entweder eine Pause mit der Einnahme von Schüsslersalzen einlegen.

Oder man kann anhand des Befindens und der Antlitzzeichen überprüfen, ob man weiterhin die gleichen oder besser andere Schüsslersalze einnehmen will. Die Kureinnahme kann dann wiederholt werden.

Salben-Anwendung bei Kuren

Eine Schüssler-Salbe kann die Wirkung der Schüssler-Kur unterstützen

Verwenden Sie eine der folgenden Salben, wenn nicht anders empfohlen:

- Nr. 1. Calcium Fluoratum
- Nr. 11. Silicea

Die folgenden Anwendungsempfehlungen gelten, wenn keine andere Anwendungsweise für eine spezielle Kur empfohlen wird. Es sind Anwendungsvorschläge zur allgemeinen Stärkung und Verbesserung des Allgemeinbefindens.

Salben-Anwendung Morgens

Wenden Sie die Salbe morgens nach dem Aufstehen folgendermaßen an:

- Reiben Sie die Haut im Bereich des Brustbeins mit der Salbe ein.
- Klopfen Sie anschließend mit der lockeren Faust leicht auf die Mitte des Brustbeins.
- Dadurch werden die Abwehrkräfte gestärkt.
- Massieren Sie eine kleine Menge Salbe in beide Ohrläppchen ein.

- Kneten Sie die Ohrläppchen und zupfen Sie anschließend daran.
- Das macht munter und stärkt die Konzentrationsfähigkeit.
- Wenn Sie unter Beschwerden der Gelenke oder Muskeln leiden, reiben Sie die betroffenen Körperstellen gründlich mit der Salbe ein.

Die Salbe stärkt das Bindegewebe und lindert Schmerzen des Bewegungsapparates.

Salben-Anwendung Abends

Wenden Sie die Salbe am besten abends vor dem Schlafen folgendermaßen an:

- Reiben Sie die Haut im Bereich des Brustbeins mit der Salbe ein.
- Klopfen Sie anschließend mit der lockeren Faust leicht auf die Mitte des Brustbeins. Dadurch werden die Abwehrkräfte gestärkt.
- Reiben Sie die Salbe sanft in beide Ellenbeugen und an die Pulsstellen der Handgelenke ein.
- An diesen Stellen werden die Wirkstoffe der Salbe besonders gut aufgenommen. Stimmung und Wohlbefinden werden gefördert.
- Massieren Sie die Creme außen unterhalb der Kniescheiben ein. Das sind in der Akupressur die Punkte des göttlichen Gleichmuts. Sie helfen beim Entspannen und fördern das Einschlafen.
- Cremen Sie dünn Ihr Gesicht mit der Salbe ein. Über Nacht hat die Creme genug Zeit um einzuziehen und Ihre Gesichtshaut zu straffen und zu erfrischen.
- Wenn Sie eine Frau sind, reiben Sie Ihre Brüste mit der Creme ein und massieren Sie die Brüste dabei leicht. Dadurch werden die Brüste gestrafft und Hängebrüsten entgegengewirkt.
- Wenn Sie unter Beschwerden der Gelenke oder Muskeln leiden, reiben Sie die betroffenen Körperstellen gründlich mit der Salbe ein.

Begleitende Kur-Maßnahmen

Die Wirkung Ihrer Schüssler-Kur können Sie durch begleitende Schritte fördern und unterstützen.

Dadurch wird die Schüssler-Kur erheblich wirksamer als durch die alleinige Einnahme der Mineralsalze.

Wasser

Trinken Sie täglich mindestens 6 Gläser Wasser, bei Hitze oder starkem Schwitzen noch mehr.

Die Flüssigkeitsmenge, die man durch Kaffee, Tee und Säfte zu sich nimmt, reicht dann bei weitem nicht aus.

Damit der Flüssigkeitshaushalt reibungslos funktioniert, braucht man zusätzlich zum Wasser auch eine ausreichende Menge Salz. Bei einer normalen Ernährung reicht die über die Nahrung aufgenommene Salzmenge meistens aus. Aber wenn man sich salzarm ernährt, kann es bei Hitze zu einem Salzmangel kommen, der schlimme gesundheitliche Folgen haben kann, bis hin zum Tod.

Außer auf ausreichend Wasser muss man also auch auf ausreichende Salzzufuhr achten.

Obst

Essen Sie täglich eine oder mehrere große Portionen Obst passend zur Saison. Frisches Obst ist nicht nur wohlschmeckend und erfrischend, sondern enthält auch reichlich Mineralien und sekundäre Pflanzenwirkstoffe, die für die Gesundheit förderlich sind.

Manche Menschen vertragen Obst jedoch nicht gut, das liegt meistens an einer Fruktose-Unverträglichkeit. In diesen Fällen sollte man nicht so viel oder sogar kein Obst essen. Manche Obstsorten werden meist besser vertragen als andere. Man muss also etwas rumprobieren, um verträgliche Obstsorten herauszufinden.

Statt Obst kann auch Salat oder Gemüse die Gesundheit fördern.

Ergänzende Tipps zu Ihrer Kur

Sie können noch mehr tun, um ihre Schüssler-Kur zu einem vollen Erfolg zu machen.

Schlafen Sie ausreichend.

Im höheren Alter braucht man zwar weniger Schlaf als junge Menschen. Dennoch brauchen Körper und Seele genug Ruhe, um sich regenerieren zu können. Im Zweifelsfall ergänzt ein Mittagschlaf eine zu kurze Nachtruhe.

Bewegen Sie sich an frischer Luft.

Gehen Sie mindestens drei Mal pro Woche in die frische Luft und bewegen Sie sich dort ausgiebig, beispielsweise mit Gehen, Radfahren, Nordic Walking, Laufen, Schwimmen, Gartenarbeit. Bewegung stärkt Ihre Gesundheit.

Wandertag.

Gehen Sie einmal pro Woche den ganzen Tag in die freie Natur. Gehen Sie Wandern oder machen Sie eine Radtour. Das tut Körper und Seele gut.

Wechselduschen.

Stellen Sie beim Duschen mehrmals das kalte Wasser an, im Wechsel zum Warmwasser. Beenden Sie die Dusche mit kaltem Wasser. Vom Wechselduschen profitiert Ihr Immunsystem und der Kreislauf wird gestärkt.

Genussgifte vermeiden.

Vermeiden oder verringern Sie während der Kur nach Möglichkeit den Konsum von Nikotin, Alkohol und anderen Genussgiften. Genussgifte schaden Ihrer Gesundheit und verringern dadurch auch die volle Wirkung der Schüssler-Kur.

Ernähren Sie sich abwechslungsreich.

Eine gesunde Ernährung mit reichlich Obst und Gemüse fördert Ihre Gesundheit.

Schüssler-Kur für Senioren

Schüssler-Kuren können für jede Art von Beschwerden gezielt zusammengestellt und durchgeführt werden.

Man kann jedoch auch eine Schüssler-Kur durchführen, um das Allgemeinbefinden in der aktuellen Lebenssituation zu verbessern.

Wir haben eine Schüssler-Kur zusammengestellt, die besonders gut für Senioren geeignet ist.

Sie hilft bei der Linderung von Beschwerden, unter denen die meisten Senioren leiden. Außerdem wirkt sie allgemein stärkend und fördert die Elastizität von Haut und Bindegewebe.

Folgende Schüssler-Salze bilden die Basis für die Schüssler-Senioren-Kur:

- Nr. 1 Calcium Fluoratum
- Nr. 5 Kalium Phosphoricum
- Nr. 11 Silicea

Diese Schüssler-Salze haben folgende Wirkungen, die sie für die Schüssler-Kur für Senioren geeignet machen:

Nr. 1 Calcium Fluoratum

- stärkt die Abwehrkräfte
- verjüngt die Blutgefäße
- stärkt das Bindegewebe
- stärkt Haare und Fingernägel
- verringert Falten
- stärkt das Herz
- stärkt die Konzentration

Nr. 5 Kalium Phosphoricum

- stärkt die Abwehrkräfte
- stärkt die Nerven
- baut auf
- wirkt gegen Bluthochdruck
- fördert die Durchblutung
- stärkt das Gedächtnis
- verhilft zu gutem Schlaf
- fördert die Wundheilung

Nr. 11 Silicea

- Lindert Alterserscheinungen
- stärkt das Altersherz
- stärkt das Bindegewebe
- stärkt Haare und Fingernägel
- fördert den Zuckerstoffwechsel
- wirkt allgemein stärkend
- strafft die Haut
- beruhigt die Nerven

Zum Einreiben können Sie folgende Schüssler-Salben im Wechsel verwenden:

- Salbe Nr. 1 Calcium Fluoratum
- Salbe Nr. 11 Silicea

Diese Salben sind sehr gut geeignet, um die anspruchsvolle Haut von Senioren zu pflegen, weil sie:

- die Haut straffen
- Verhärtungen des Gewebes aufweichen
- Hautrisse und Schrunden abheilen
- gegen Hornhaut wirken
- die Bänder stärken
- das Bindegewebe elastischer machen

Zur Pflege der Haut des gesamten Körpers kann man Schüssler-Lotionen beider Mittel verwenden.

Die Durchführung der Kur entspricht der Beschreibung im Kapitel "Schüssler-Kuren" mit Heißgetränk, Intensiv-Einstieg und drei bis sechs Wochen Kurdauer.

Wichtige Anwendungsgebiete

Auf den folgenden Seiten finden Sie wichtige Anwendungsgebiete, bei denen Schüsslersalze helfen können.

Auf einen erklärenden Text folgen immer einige wichtige Informationen darüber, wann man zu Arzt muss und wie das Gesundheitsproblem behandelt werden kann.

Folgende Punkte werden aufgeführt:

Wann zum Arzt: Wann man zum Arzt gehen sollte.

Schulmedizin: Wie die Schulmedizin die Krankheit behandelt.

Heilpflanzen: Heilkräuter, die sich zur Behandlung eignen.

Hausmittel: Geeignete Hausmittel

Schüsslersalze-Behandlung: Besonders geeignete Schüsslersalze

Weitere Schüssler-Salze: Zusätzliche Schüsslersalze

Hinweise zur Anwendung

Bei den einzelnen Anwendungsgebieten schlagen wir Behandlungsweisen mit Schüsslersalzen vor.

Die meisten dieser Vorschläge beinhalten, dass man kurmäßig drei verschiedene Schüsslersalze in niedrigen Dosierungen einnimmt, eines morgens, eines mittags und das dritte am Abend:

- morgens: 2-3 Tabletten Mittel a
- mittags: 2-3 Tabletten Mittel b
- abends: 2-3 Tabletten Mittel c

Nach jeder Einnahme immer ein Glas Wasser trinken!

Man kann die Mittel jedoch auch anders einsetzen, wenn man andere Anwendungsvorlieben hat.

Weitere Anwendungsmöglichkeiten wären beispielsweise:

- Drei mal täglich von jedem der drei Salze jeweils eine.
- Nur ein Mittel, das am besten passt.
- Alle Mittel, die in Frage kommen.
- Hochdosiert bis zu 100 Tabletten täglich aus der Salze-Mischung.

Abgespanntheit

Abgespanntheit kann viele Ursachen haben. Wenn man nicht weiß, warum man unter Abgespanntheit leidet, und diese über einen längeren Zeitraum hinweg anhält, sollte man einen Arzt aufsuchen, um die Ursache abklären zu lassen.

Wenn die Ursache für die Abgespanntheit bekannt ist, beispielsweise durch erhöhte Belastung, dann kann man die Schüsslersalze zur unterstützenden Behandlung der Abgespanntheit anwenden.

Die Schüsslersalze sollten bei Abgespanntheit jedoch nicht die einzige Behandlung sein. Wichtig wäre auch, dass man sich ausreichend ausruht, Bewegung an frischer Luft, eine ausgewogene Ernährung mit genügend Vitaminen, Mineralien und Spurenelementen.

Wann zum Arzt: Bei ungeklärter Ursache

Schulmedizin: Behandlung je nach Ursache

Heilpflanzen: Baldrian, Holunder, Johanniskraut, Melisse, Rosmarin

Hausmittel: Kalte Güsse, Wassertreten, Schwedenkräuter

Schüsslersalze-Behandlung:

- morgens: 2-3 Tabletten Nr. 2 Calcium Phosphoricum
- mittags: 2-3 Tabletten Nr. 5 Kalium Phosphoricum
- abends: 2-3 Tabletten Nr. 9 Natrium Phosphoricum

Weitere Schüssler-Salze: 3, 13, 14, 16, 17, 20, 22

Abwehrschwäche / Infektanfälligkeit

Viele Menschen leiden unter häufigen Infektionskrankheiten und stecken sich leicht an. Dahinter steckt meistens keine schlimme Erkrankung, sondern mehrere Faktoren wie Stress, Schlafmangel, Ernährungsfehler, Bewegungsmangel. Im höheren Alter lässt die Abwehrkraft gegen Infektionen meistens altersbedingt etwas nach.

Wenn die Infektanfälligkeit jedoch sehr stark ausgeprägt ist, sollte man von einem Arzt untersuchen lassen, ob nicht doch mehr dahinter steckt.

Zur Stärkung der Infektabwehr hilft meistens Bewegung an frischer Luft, Wechselduschen und ausreichend schlafen.

Wann zum Arzt: Bei sehr häufigen Infektionen

Heilpflanzen: Sonnenhut (Echinacea)

Hausmittel: Kaltwasser-Anwendungen, Schwedenkräuter

Schüsslersalze-Behandlung:

- morgens: 2-3 Tabletten Nr. 3 Ferrum Phosphoricum
- mittags: 2-3 Tabletten Nr. 6 Kalium Sulfuricum
- abends: 2-3 Tabletten Nr. 7 Magnesium Phosphoricum

Weitere Schüssler-Salze: 1, 2, 5, 11, 15, 16, 19, 21, 23

Altersflecken

Altersflecken sind hellbraune Pigmentflecken, ähnlich wie Sommersprossen, die im höheren Alter auftreten können. Sie sind zwar ungefährlich, können aber störend wirken.

Wann zum Arzt: Wenn die Altersflecken stark stören

Schulmedizin: Lasertherapie, Vitamin-A-Säure, Fruchtsäure

Heilpflanzen: Kamille

Hausmittel: Zitronensaft

Schüsslersalze-Behandlung:

- morgens: 2-3 Tabletten Nr. 6 Kalium Sulfuricum
- mittags: 2-3 Tabletten Nr. 11 Silicea
- abends: 2-3 Tabletten Nr. 12 Calcium Sulfuricum

Weitere Schüssler-Salze: Nr. 6 Kalium Sulfuricum als Salbe

Angina Pectoris / Herzenge

Bei Angina Pectoris verengen sich die Herzkranzgefäße krampfartig, sodass es zu einer vorübergehenden Minderdurchblutung des Herzmuskels kommt.

Ein Angina Pectoris Anfall ist nicht nur schmerzhaft und beängstigend, sondern auch eine deutliche Vorwarnung vor einem drohenden Herzinfarkt.

Durch mehr Bewegung und eine Umstellung der Lebensweise kann man das Fortschreiten der Angina Pectoris in vielen Fällen aufhalten.

Wann zum Arzt: Bei Verdacht auf Angina Pectoris.

Schulmedizin: Nitroglycerin-Kapseln, Betablocker, Bypass-Operation

Heilpflanzen: Arnika, Ginkgo, Knoblauch

Hausmittel: Ruhe

Schüsslersalze-Behandlung:

- beim Anfall: Nr. 7 Magnesium Phosphoricum als Heißgetränk
- morgens: 2-3 Tabletten Nr. 1 Calcium Fluoratum
- mittags: 2-3 Tabletten Nr. 7 Magnesium Phosphoricum
- abends: 2-3 Tabletten Nr. 11 Silicea

Weitere Schüssler-Salze: 9, 15, 16, 17, 22, 25, 26, 27

Antriebsschwäche

Wenig Antriebskraft für aktive Tätigkeiten kann eine natürliche Folge des Schwächerwerdens im Laufe der Jahre sein. Manchmal ist Antriebsschwäche aber auch ein Zeichen einer Depression, vor allem wenn sie über einen längeren Zeitraum besteht.

Auch an schleichende Krankheiten, Mangelernährung oder zu wenig trinken sollte man denken, wenn man sich aus unbekannten Gründen längere Zeit schlapp und lustlos fühlt.

Wann zum Arzt: Bei länger andauernder Antriebsschwäche

Schulmedizin: Je nach Ursache

Heilpflanzen: Rosmarin, Johanniskraut

Hausmittel: Kaltwasser-Anwendungen, reichlich trinken

Schüsslersalze-Behandlung:

- morgens: 2-3 Tabletten Nr. 5 Kalium Phosphoricum
- mittags: 2-3 Tabletten Nr. 7 Magnesium Phosphoricum
- abends: 2-3 Tabletten Nr. 8 Natrium Chloratum

Appetitlosigkeit

Mangelnder Appetit entsteht oft als Folge von Krankheiten oder bei viel Stress. Manchmal ist auch nur der Appetit auf richtige Mahlzeiten eingeschränkt und man stillt den Hunger dann mit schnellen Snacks und Süßigkeiten, die gerade erreichbar sind.

Schüsslersalze können helfen, den Appetit wieder in richtige Bahnen zu lenken. Heißhunger auf Snacks und Süßigkeiten können gelindert werden.

Wann zum Arzt: Bei länger andauernder ungeklärter Appetitlosigkeit

Schulmedizin: Behandlung der Ursache

Heilpflanzen: Angelika, Basilikum, Enzian, Wermut

Hausmittel: Bitteres, Hühnersuppe, frische Luft, Schwedenkräuter

Schüsslersalze-Behandlung:

- morgens: 2-3 Tabletten Nr. 2 Calcium Phosphoricum
- mittags: 2-3 Tabletten Nr. 3 Ferrum Phosphoricum
- abends: 2-3 Tabletten Nr. 8 Natrium Chloratum

Weitere Schüssler-Salze: 7, 15, 22

Arteriosklerose

Von Arteriosklerose spricht man, wenn die Blutgefäße unelastischer und durch Ablagerungen verengt werden. Arteriosklerose tritt sehr häufig im höheren Lebensalter auf. Sie führt zu Durchblutungsstörungen und kann unter anderem Herzinfarkt oder Schlaganfall als Folge haben.

Daher ist es wichtig, ein Fortschreiten der Arteriosklerose möglichst zu verhindern.

Wann zum Arzt: Bei Durchblutungsstörungen

Schulmedizin: Medikamente, Abnehmen

Heilpflanzen: Ginkgo, Knoblauch, Mistel

Hausmittel: Wasser-Anwendungen

Schüsslersalze-Behandlung:

- morgens: 2-3 Tabletten Nr. 1 Calcium Fluoratum
- mittags: 2-3 Tabletten Nr. 9 Natrium Phosphoricum
- abends: 2-3 Tabletten Nr. 11 Silicea

Weitere Schüssler-Salze: 7, 15, 16, 17, 22, 25, 26, 27

Arthrose

Bei Arthrose nutzen sich die Knorpel der Gelenke ab. Dadurch fallen Bewegungen schwer und sind auch schmerzhaft.

Um die Abnutzung der Knorpel zu verzögern, ist es vor allem wichtig, sich regelmäßig zu bewegen. Denn durch die Bewegung wird in der Gelenkkapsel die Gelenkschmiere gebildet. Die Gelenkschmiere schmiert das gesamte Gelenk und verhindert dadurch weitere Abnutzung.

Außerdem ist es wichtig, dass man regelmäßig viel trinkt (2-3 Liter/Tag). Die bekannteste Heilpflanze zur Behandlung der Arthrose ist die Teufelskralle. Man erhält Teufelskralle in zahlreichen Fertigpräparaten.

Mithilfe von Schüsslersalzen kann man die Arthrose sowohl innerlich als auch äußerlich behandeln.

Wann zum Arzt: Bei starker Bewegungseinschränkung

Schulmedizin: Schmerzmittel, Salben, Künstliche Gelenke

Heilpflanzen: Teufelskralle, Beinwell, Kampfer

Hausmittel: Regelmäßige Bewegung, Gelatine-Kapseln, Viel trinken, Schwedenkräuter

Schüsslersalze-Behandlung:

- morgens: 2-3 Tabletten Nr. 1 Calcium Fluoratum
- mittags: 2-3 Tabletten Nr. 8 Natrium Chloratum
- abends: 2-3 Tabletten Nr. 11 Silicea

Weitere Schüssler-Salze: 2, 3, 6, 9, 12, 17

Aufgesprungene Hände

Die Haut der Hände wird durch Trockenheit und Kontakt mit Putzmitteln stark beansprucht. Sie kann dadurch aufreißen und schmerzen.

Wann zum Arzt: Bei starken Entzündungen

Schulmedizin: Pflege durch Handcremes.

Heilpflanzen: Ringelblume, Kamille, Beinwell

Hausmittel: Kartoffel-Creme, Schwedenkräuter

Schüsslersalze-Behandlung:

- morgens: 2-3 Tabletten Nr. 1 Calcium Fluoratum
- mittags: 2-3 Tabletten Nr. 2 Calcium Phosphoricum
- abends: 2-3 Tabletten Nr. 6 Kalium Sulfuricum
- Schüssler-Salbe Nr. 1 Calcium Fluoratum zum Einreiben

Weitere Schüssler-Salze: 8, 13, 16, 20

Bewegungsmangel

Im höheren Alter kommt es durch schmerzende Gelenke und andere Gesundheitsbeschwerden häufig zu Bewegungsmangel. Da Bewegung auch im Alter sehr wichtig ist, führt die fehlende Bewegung oft noch zu weiteren Beschwerden. Daher sollte man wenn irgend möglich Bewegungsformen für sich finden, die trotz Beeinträchtigungen machbar sind.

Wenn Bewegung jedoch gar nicht möglich ist, beispielsweise wegen eines Knochenbruchs, kann man mithilfe von Schüsslersalzen die schädlichen Folgen des Bewegungsmangels etwas lindern.

Wann zum Arzt: Bei ungeklärten Bewegungshindernissen

Heilpflanzen: Ginkgo, Knoblauch

Hausmittel: Wasser-Anwendungen

Schüsslersalze-Behandlung:

- morgens: 2-3 Tabletten Nr. 1 Calcium Fluoratum
- mittags: 2-3 Tabletten Nr. 3 Ferrum Phosphoricum
- abends: 2-3 Tabletten Nr. 10 Natrium Sulfuricum

Weitere Schüssler-Salze: 6, 17

Bindegewebsschwäche

Ein schwaches Bindegewebe kann viele Auswirkungen haben. Typische Beschwerden durch Bindegewebsschwäche sind Krampfadern, Leistenbruch, schlaffe Haut, Falten. Die Neigung zu schwachem Bindegewebe ist meistens angeboren.

Durch die Lebensweise, Ernährung und Mineralstoffversorgung kann die Elastizität und Stärke des Bindegewebes jedoch beeinflusst werden. Mit zunehmendem Alter lässt die Elastizität des Bindegewebes meistens nach. Wichtig ist regelmäßige Bewegung, ausreichend trinken und eine ausgewogene Ernährung.

Wann zum Arzt: Bei Verletzungen, z.B. Verstauchung.

Schulmedizin: Regelmäßiger Sport

Heilpflanzen: Ackerschachtelhalm

Hausmittel: Ausreichend trinken, Einreibungen

Schüsslersalze-Behandlung:

- morgens: 2-3 Tabletten Nr. 1 Calcium Fluoratum
- mittags: 2-3 Tabletten Nr. 8 Natrium Chloratum
- abends: 2-3 Tabletten Nr. 11 Silicea

- Schüssler-Salbe Nr. 11 Silicea zum Einreiben

Weitere Schüssler-Salze: 17, 18, 19

Bluthochdruck

Viele Menschen leiden ab dem mittleren Alter unter Bluthochdruck. Auch wenn der hohe Blutdruck selbst oft kaum für starke Beschwerden sorgt, kann er gefährliche Folgen haben, wie beispielsweise Herzinfarkt oder Schlaganfall.

In vielen Fällen ist die Neigung zu hohem Blutdruck angeboren. Aber eine entspannte Lebensweise, regelmäßige Bewegung, ausreichend trinken und eine gesunde Ernährung kann viel dazu beitragen, dass sich der hohe Blutdruck in vertretbaren Grenzen hält.

Wann zum Arzt: Bei Verdacht auf Bluthochdruck

Schulmedizin: Medikamente, z.B. Betablocker, Diuretika

Heilpflanzen: Mistel, Berberitze, Knoblauch

Hausmittel: Bewegung, viel trinken

Schüsslersalze-Behandlung:

- morgens: 2-3 Tabletten Nr. 3 Ferrum Phosphoricum
- mittags: 2-3 Tabletten Nr. 5 Kalium Phosphoricum
- abends: 2-3 Tabletten Nr. 7 Magnesium Phosphoricum

Weitere Schüssler-Salze: 8, 15, 16, 25

Brüchige Haare

Hormonmangel und Nährstoffmangel lassen die Haare im höheren Alter oft brüchig werden. Die Haare werden dünner, spröde und brechen manchmal sogar.

Mit Schüsslersalzen kann man das Bindegewebe stärken, was auch den Haaren zugute kommt.

Schüsslersalze-Behandlung:

- morgens: 2-3 Tabletten Nr. 1 Calcium Fluoratum
- mittags: 2-3 Tabletten Nr. 2 Calcium Phosphoricum
- abends: 2-3 Tabletten Nr. 11 Silicea

Weitere Schüssler-Salze: 3, 12, 18, 22

Buckel

Ein Buckel kann verschiedene Ursachen haben. Eine häufige Ursache sind Wirbelbrüche durch Osteoporose. Auch die rheumatische Erkrankung Morbus Bechterew führt oft zu einem Buckel.

Die Behandlung eines Buckels hängt von der Ursache ab.

Wann zum Arzt: Bei Verdacht auf die Entstehung eines Buckels.

Schulmedizin: Je nach Ursache

Schüsslersalze-Behandlung:

- morgens: 2-3 Tabletten Nr. 1 Calcium Fluoratum
- mittags: 2-3 Tabletten Nr. 2 Calcium Phosphoricum
- abends: 2-3 Tabletten Nr. 11 Silicea

Weitere Schüssler-Salze: 16, 19, 23

Cellulite

Die Oberschenkel vieler Frauen sind von Cellulite betroffen, die im Volksmund auch Orangenhaut genannt wird. Häufig geht Cellulite mit Übergewicht einher. Doch auch sehr schlanke Frauen können Cellulite bekommen.

Regelmäßige Bewegung es kann gegen Cellulite verhelfen. Auch regelmäßiges Eincremen der betroffenen Stelle verringert die Eindellungen des Hautgewebes.

Mit einer Schüsslersalze -Creme kann man die betroffenen Stellen regelmäßig einreiben. Zur Verstärkung der Wirkung kann man ergänzend etwa einmal in der Woche einen Schüsslersalze-Umschlag anlegen.

Wann zum Arzt: Bei Schmerzen im betroffenen Bereich

Schulmedizin: Gymnastik, Sport

Heilpflanzen: Birke, Efeu, Heidekraut, Minze

Hausmittel: Heilerde-Umschläge, Einreibungen, Schwedenkräuter

Schüsslersalze-Behandlung:

- morgens: 2-3 Tabletten Nr. 8 Natrium Chloratum
- mittags: 2-3 Tabletten Nr. 9 Natrium Phosphoricum
- abends: 2-3 Tabletten Nr. 11 Silicea
- Schüssler-Salbe Nr. 11 zum Einreiben

Weitere Schüssler-Salze: 10

Depressionen

Viele ältere Menschen leiden unter Depressionen. Das Älterwerden ist nicht einfach und viele Senioren fühlen sich auch einsam. Das fördert die Entstehung von Depressionen.

Mit der richtigen Behandlung können auch Depressionen bei älteren Menschen erfolgreich behandelt werden.

Wann zum Arzt: Bei Verdacht auf Depressionen

Schulmedizin: Medikamente, Psychotherapie

Heilpflanzen: Johanniskraut, Melisse

Hausmittel: Kaltwasser-Anwendungen, Bewegung

Schüsslersalze-Behandlung:

- morgens: 2-3 Tabletten Nr. 5 Kalium Phosphoricum
- mittags: 2-3 Tabletten Nr. 6 Kalium Sulfuricum
- abends: 2-3 Tabletten Nr. 7 Magnesium Phosphoricum

Weitere Schüssler-Salze: 11, 14, 15, 17, 22

Diabetes mellitus / Zuckerkrankheit

Die Zuckerkrankheit, meist Diabetes genannt, ist eine häufige Stoffwechselerkrankung des Zuckerstoffwechsels.

Diabetes kann aufgrund von Durchblutungsstörungen zahlreiche schwerwiegende Folgen haben, wie Blindheit, absterbende Gliedmaßen, Herzinfarkt.

Wann zum Arzt: Bei Verdacht auf Diabetes

Schulmedizin: Medikamente, Insulin, Ernährungsumstellung

Heilpflanzen: Artischocke, Beifuß, Wermut, Zimt

Hausmittel: Bewegung, Schwedenkräuter

Schüsslersalze-Behandlung:

- morgens: 2-3 Tabletten Nr. 7 Magnesium Phosphoricum
- mittags: 2-3 Tabletten Nr. 9 Natrium Phosphoricum
- abends: 2-3 Tabletten Nr. 10 Natrium Sulfuricum

Weitere Schüssler-Salze: 6, 7, 8, 9, 10, 11, 17, 21, 23, 26, 27

Durchblutungsstörungen

Vielerlei Beschwerden können durch Durchblutungsstörungen ausgelöst werden. Das reicht von kalten Händen und kalte Füßen bis hin zu Ameisenlaufen, Kopfschmerzen und Sehstörungen.

Wenn man unter Durchblutungsstörungen leidet, sollte man unbedingt ausreichend trinken (2-3 l täglich). Regelmäßige Bewegung ist wichtig.

Schüsslersalze kann man innerlich einnehmen, um die Durchblutung von innen her zu verbessern. Außerdem kann man die schlecht durchbluteten Stellen mit Schüsslersalze -Creme einreiben.

Wann zum Arzt: Bei Schmerzen durch Durchblutungsstörungen

Schulmedizin: Evtl. blutverdünnende Mittel

Heilpflanzen: Ginkgo, Kiefer, Rosmarin, Kampfer

Hausmittel: Wasseranwendungen, Schwedenkräuter

Schüsslersalze-Behandlung:

- morgens: 2-3 Tabletten Nr. 1 Calcium Fluoratum
- mittags: 2-3 Tabletten Nr. 2 Calcium Phosphoricum
- abends: 2-3 Tabletten Nr. 7 Magnesium Phosphoricum

Weitere Schüssler-Salze: 3, 5, 17, 18

Dünne Haut

Die Haut wird im höheren Alter immer dünner. Das geht meist mit Trockenheit und schwindender Elastizität einher.

Das Dünnerwerden der Haut lässt sich nicht vollständig vermeiden, aber mithilfe von Schüssler-Salzen man kann den Prozess ein wenig verlangsamen.

Hausmittel: viel trinken

Schüsslersalze-Behandlung:

- morgens: 2-3 Tabletten Nr. 1 Calcium Fluoratum
- mittags: 2-3 Tabletten Nr. 5 Kalium Phosphoricum
- abends: 2-3 Tabletten Nr. 11 Silicea

Weitere Schüssler-Salze: 20

Durstmangel

Im Alter haben viele Menschen kaum noch Durst. Das kann zu erheblichen Gesundheitsstörungen führen, denn auch alte Menschen brauchen ausreichend Flüssigkeit (etwa 2-3- Liter pro Tag).

Mit Schüsslersalzen kann man den Durst fördern, sodass es leichter fällt, genug zu trinken.

Wann zum Arzt: bei ausgeprägtem Durstmangel

Schüsslersalze-Behandlung:

- morgens: 2-3 Tabletten Nr. 8 Natrium Chloratum
- mittags: 2-3 Tabletten Nr. 9 Natrium Phosphoricum
- abends: 2-3 Tabletten Nr. 10 Natrium Sulfuricum

Weitere Schüssler-Salze: 11

Ekzeme

Ekzeme können die Folge von trockener Haut oder Reizungen der Haut sein. Häufig entstehen Ekzeme auch aufgrund von innerlichen Ursachen, beispielsweise Vitaminmangel.

Da die Haut im Alter besonders trocken ist, kann es auch sehr leicht zu Ekzemen kommen.

Wann zum Arzt: bei ausgeprägten Beschwerden durch Ekzeme

Schulmedizin: Salben, u.a. mit Kortison

Heilpflanzen: Ehrenpreis, Kamille, Lavendel

Hausmittel: Heilerde-Umschläge, Schwedenkräuter-Salbe

Schüsslersalze-Behandlung:

- morgens: 2-3 Tabletten Nr. 2 Calcium Phosphoricum
- mittags: 2-3 Tabletten Nr. 6 Kalium Sulfuricum
- abends: 2-3 Tabletten Nr. 12 Calcium Sulfuricum

Weitere Schüssler-Salze: 13, 16, 17, 20, 22, 23, 24

Erhöhte Blutfettwerte

Wenn die Fettbestandteile Triglyceride oder Cholesterin vermehrt im Blut vorkommen, spricht man von erhöhten Blutfettwerten. Sie fördern die Arteriosklerose und somit indirekt Herzinfarkt und Schlaganfall.

Vor allem bei Übergewicht und Bewegungsmangel treten erhöhte Blutfettwerte auf. Schon ein wenig regelmäßige Bewegung verbessert die Blutfettwerte meistens erheblich.

Wann zum Arzt: bei Durchblutungsstörungen.

Schulmedizin: Medikamente

Heilpflanzen: Knoblauch, Löwenzahn, Tausendgüldenkraut

Hausmittel: Omega-3-Fettsäuren, viel trinken, Bewegung

Schüsslersalze-Behandlung:

- morgens: 2-3 Tabletten Nr. 1 Calcium Fluoratum
- mittags: 2-3 Tabletten Nr. 7 Magnesium Phosphoricum
- abends: 2-3 Tabletten Nr. 9 Natrium Phosphoricum

Weitere Schüssler-Salze: 15, 17, 26, 27

Entzündungen

Entzündungen können verschiedenste Ursachen haben, z.B. Krankheitserreger, physikalische oder chemische Reize.

Sie zeichnen sich aus durch Schmerzen, Rötung, Schwellung und Beeinträchtigung der Funktion.

In der Biochemie nach Dr. Schüßler unterscheidet man drei Stadien einer Entzündung. Je nach Entzündungsstadium passt ein anderes Schüssler-Salz.

Wann zum Arzt: Bei starken Schmerzen oder Fieber

Schulmedizin: Antibiotika, entzündungshemmende Mittel

Heilpflanzen: Kamille, Ringelblume, Thymian, Myrrhe

Hausmittel: Heilerde, Quarkwickel, Kohlwickel, Schwedenkräuter

Schüsslersalze-Behandlung:

- 1.Stadium : 3x je 2-3 Tabletten Nr. 3 Ferrum Phosphoricum
- 2.Stadium : 3x je 2-3 Tabletten Nr. 4 Kalium Chloratum
- 3.Stadium : 3x je 2-3 Tabletten Nr. 6 Kalium Sulfuricum

Weitere Schüssler-Salze: 1

Erkältung

Die häufigsten Beschwerden bei Erkältungen sind Schnupfen, Husten, Halsschmerzen und manchmal auch Fieber.

Wenn man die Erkältung kommen spürt, kann man die Nr. 3 der Schüsslersalze, Ferrum Phosphoricum als Heißgetränk einnehmen und in kleinen Schlucken trinken. Wenn man Glück hat, verhindert diese Maßnahme, dass die Erkältung ausbricht.

Wenn die Erkältung erst einmal ausgebrochen ist, kann man ihre Dauer meistens nicht wesentlich beeinflussen. Doch die Schwere der Symptome lässt sich mit einer geeigneten Behandlung erheblich lindern.

Wann zum Arzt: Bei Fieber über 39°C

Schulmedizin: Medikamente zum Lindern der Symptome

Heilpflanzen: Kamille, Pfefferminze, Holunder, Fenchel, Lindenblüten

Hausmittel: Dampfbad, Zwiebelsirup, Brustbalsam, Schwedenkräuter

Schüsslersalze-Behandlung:

- morgens: 2-3 Tabletten Nr. 3 Ferrum Phosphoricum
- mittags: 2-3 Tabletten Nr. 5 Kalium Phosphoricum
- abends: 2-3 Tabletten Nr. 10 Natrium Sulfuricum
- Bei Bedarf: Nr. 3 Ferrum Phosphoricum als Heißgetränk

Weitere Schüssler-Salze: 17, 22, 23, 27

Erschöpfung

Da man sich im höheren Alter nicht mehr so schnell regenerieren kann wie in jüngeren Jahren, leiden viele Senioren unter Erschöpfung.

Um wieder zu Kräften zu kommen, ist es hilfreich, möglichst viel zu schlafen, sich an der frischen Luft zu bewegen, ausreichend zu trinken und sich ausgewogen und vitaminreich zu ernähren. Auch Schüsslersalze können gegen Erschöpfung eingesetzt werden.

Wann zum Arzt: bei unerklärlicher, starker Erschöpfung

Schulmedizin: je nach Ursache

Heilpflanzen: Ginseng, Rosmarin, Sanddorn

Hausmittel: Bienenpollen, Schwedenkräuter, Wasser-Anwendungen

Schüsslersalze-Behandlung:

- morgens: 2-3 Tabletten Nr. 2 Calcium Phosphoricum
- mittags: 2-3 Tabletten Nr. 5 Kalium Phosphoricum
- abends: 2-3 Tabletten Nr. 7 Magnesium Phosphoricum

Weitere Schüssler-Salze: 3, 11, 18, 20, 24, 26

Falten

Schon ab Mitte zwanzig verliert die Haut Kollagen und andere Stoffe, die für eine elastische Haut sorgen. Ganz allmählich kommt es daher zur Faltenbildung. Im Seniorenalter sind die Falten meistens schon deutlich sichtbar.

Obwohl Falten eigentlich ein würdiges Zeichen der Lebenserfahrung sind, fühlen sich viele Senioren von ihnen gestört.

Mit Schüsslersalzen wird man die Falten zwar nicht komplett los, aber man kann die Elastizität der Haut verbessern, sodass die Falten weniger sichtbar sind.

Schulmedizin: Botox-Spritzen, Operationen

Heilpflanzen: Aloe vera, Efeu, Königskerze

Hausmittel: Kaltwasser-Anwendungen, viel trinken, Gurken-Maske

Schüsslersalze-Behandlung:

- morgens: 2-3 Tabletten Nr. 1 Calcium Fluoratum
- mittags: 2-3 Tabletten Nr. 8 Natrium Chloratum
- abends: 2-3 Tabletten Nr. 11 Silicea

Weitere Schüssler-Salze: 19

Fieber

Bei Fieber erhöht sich die Körpertemperatur. Dies ist im Grunde genommen eine sinnvolle Maßnahme des Körpers, um Krankheitserreger zu zerstören. Fieber ist also in erster Linie eine körpereigene Heilmethode. Allerdings ist Fieber auch ein deutliches Zeichen, dass man krank ist.

Wenn Fieber sehr hoch wird, über 39,5°C, dann wird die Belastung für den Körper so groß, dass Fieber schädlich wird. Solch hohes Fieber sollte möglichst gesenkt werden. Ab 40°C Körpertemperatur sollte unbedingt der Arzt gerufen werden.

Zum Senken des Fiebers haben sich kühle Wadenwickel bewährt.

Wann zum Arzt: Wenn das Fieber über 39,5°C ansteigt

Schulmedizin: Fiebersenkende Mittel

Heilpflanzen: Holunder, Lindenblüten, Mädesüß

Hausmittel: Wadenwickel, Schwedenkräuter

Schüsslersalze-Behandlung:

- Leichtes Fieber: 3x je 2-3 Tabletten Nr. 3 Ferrum Phosphoricum
- Höheres Fieber: 3x je 2-3 Tabletten Nr. 5 Kalium Phosphoricum
- Bei Bedarf: Nr. 3 Ferrum Phosphoricum als Heißgetränk

Weitere Schüssler-Salze: 24

Furunkel / Karbunkel

Furunkel sind wie besonders dicke Pickel. Die Talgdrüse eines Körperhaares ist entzündet und schmerzt. Es kommt zu einer rötlichen Schwellung. Nach einer Weile entsteht Eiter, der manchmal durch die Haut hindurch als gelblicher Fleck zu sehen ist.

Furunkel treten häufig im Bereich des Gesäßes auf. Man hat dann Schmerzen beim Sitzen. Auch andere Stellen, die viel Druck aushalten müssen, sind oft von Furunkeln betroffen.

Bei häufigen und sehr schmerzhaften Furunkeln sollte man unbedingt einen Arzt aufsuchen. Nur kleine Furunkel darf man selbst behandeln.

Wichtig ist es, dass man den Bereich rund um den Furunkel sehr sauber hält, damit sich die Krankheits-Erreger nicht weiter ausbreiten können.

Mit Schüsslersalze-Salbe kann man einen Umschlag machen, den man mehrere Stunden oder über Nacht aufliegen lässt. Bei Bedarf kann man den Umschlag wiederholen. Der Schüsslersalze-Umschlag hilft dem Furunkel beim Heranreifen.

Entweder schrumpft der Furunkel dann von selber oder er öffnet sich und der Eiter entleert sich. In diesem Fall sollte man die offene Stelle anschließend sehr sorgfältig mit einer desinfizierenden Lösung reinigen und anschließend mit einem Pflaster schützen.

Wann zum Arzt: Bei sehr schmerzhaften oder häufigen Furunkeln

Schulmedizin: Zugsalbe, Antibiotika, chirurgische Öffnung

Heilpflanzen: Bockshornklee, Myrrhe, Arnika, Kamille, Teebaum

Hausmittel: Heilerde, Propolis, Schwedenkräuter

Schüsslersalze-Behandlung:

- Am Anfang: 3x je 2-3 Tabletten Nr. 3 Ferrum Phosphoricum
- Bei Eiterung: 3x je 2-3 Tabletten Nr. 12 Calcium Sulfuricum
- Zur Abheilung: 3x je 2-3 Tabletten Nr. 11 Silicea
- Zusätzlich Umschläge mit dem jeweils passenden Salz

Weitere Schüssler-Salze: 1, 18, 19

Gallenbeschwerden

Die Gallenblase dient der Aufbewahrung des Gallensaftes. Der Gallensaft wird für die Fettverdauung gebraucht und von der Leber hergestellt.

Wenn die Gallenblase schwach ist, kann sie nicht genügend Gallensaft speichern. Bei fettreichen Mahlzeiten steht dann nicht genügend Gallensaft zur Verdauung zur Verfügung.

Bei einem unausgewogenen Zusammensetzung des Gallensaftes kann es zur Steinbildung in der Gallenblase kommen. Wenn solche Steine ausgestoßen werden, kommt es zu einer überaus schmerzhaften Gallenkolik.

Mit Schüsslersalzen kann man die Leber anregen, mehr Gallensaft zu produzieren. Außerdem wird die Gallenblase gestärkt.

Zur Behandlung der Gallenschwäche kann man die Schüsslersalze innerlich anwenden. Außerdem kann man etwa einmal in der Woche einen Leber-Umschlag auflegen.

Wann zum Arzt: Bei erheblichen Verdauungsbeschwerden oder Kolik

Schulmedizin: Medikamente, Operation

Heilpflanzen: Mariendistel, Löwenzahn, Eberwurz, Enzian, Wermut

Hausmittel: Propolis, Schwedenkräuter, Wärmflasche

Schüsslersalze-Behandlung:

- morgens: 2-3 Tabletten Nr. 3 Ferrum Phosphoricum
- mittags: 2-3 Tabletten Nr. 9 Natrium Phosphoricum
- abends: 2-3 Tabletten Nr. 10 Natrium Sulfuricum

Weitere Schüssler-Salze: 16, 19, 23

Gedächtnisschwäche

Gedächtnisschwäche kann viele Ursachen haben. Im höheren Alter ist eine gewisse Gedächtnisschwäche normal. Wenn die Gedächtnisstörungen stark werden, kann auch eine Demenz vorliegen.

Wenn die Ursache für Gedächtnisstörungen bekannt ist, sollte in erster Linie diese Ursache behandelt werden.

Schüsslersalze können eine ergänzende Behandlung gegen Gedächtnisschwäche bieten.

Wann zum Arzt: Bei ausgeprägter Gedächtnisschwäche

Schulmedizin: Medikamente je nach Ursache, Vitamin B

Heilpflanzen: Ginkgo, Kalmus, Melisse

Hausmittel: Propolis, Blütenpollen, Schwedenkräuter

Schüsslersalze-Behandlung:

- morgens: 2-3 Tabletten Nr. 3 Ferrum Phosphoricum
- mittags: 2-3 Tabletten Nr. 5 Kalium Phosphoricum
- abends: 2-3 Tabletten Nr. 8 Natrium Chloratum

Weitere Schüssler-Salze: 12, 13, 14, 17, 19, 21

Gelenkentzündungen

Gelenkentzündungen können zahlreiche Ursachen haben. Die bekannteste, aber nicht die häufigste Ursache ist die Polyarthritis, auch Rheuma genannt. Viel häufiger schmerzen die Gelenke jedoch aufgrund von Arthrose oder Gicht

Bei häufiger auftretenden Gelenkschmerzen sollte unbedingt die Ursache ärztlich abgeklärt und behandelt werden.

Mit Schüsslersalzen kann man in akuten Fällen Umschläge anlegen. Um weitere Gelenksentzündungen zu verhindern, kann man die empfindlichen Gelenke regelmäßig mit Schüsslersalze -Creme einreiben.

Wann zum Arzt: Bei häufigen oder starken Gelenkschmerzen

Schulmedizin: Medikamente, Salben, manchmal Operation

Heilpflanzen: Teufelskralle, Arnika, Wacholder, Kampfer

Hausmittel: Propolis, Heilerde, Schwedenkräuter

Schüsslersalze-Behandlung:

- morgens: 2-3 Tabletten Nr. 1 Calcium Fluoratum
- mittags: 2-3 Tabletten Nr. 3 Ferrum Phosphoricum
- abends: 2-3 Tabletten Nr. 11 Silicea
- Schüssler-Salben Nr. 1, 3 und 11 im Wechsel zum Einreiben

Weitere Schüssler-Salze: 4, 6, 9, 10, 12, 15, 16, 17

Gelenkversteifung

Weil mit zunehmendem Alter das Bindegewebe unelastischer wird, und somit auch die Gelenkkapseln und Sehnen, versteifen die Gelenke allmählich. Man spürt das dadurch, dass man weniger gelenkig ist als früher. Die Bewegung fällt schwerer.

Trotz erschwerter Bewegung sollte man sich regelmäßig bewegen, denn Bewegung ist das beste Mittel gegen das Steiferwerden. Auch ausreichend trinken ist wichtig.

Wann zum Arzt: bei starker Versteifung

Schulmedizin: Salben, Krankengymnastik

Heilpflanzen: Arnika, Fichte, Teufelskralle

Hausmittel: Franzbranntwein, Schwedenkräuter, Bewegung

Schüsslersalze-Behandlung:

- morgens: 2-3 Tabletten Nr. 1 Calcium Fluoratum
- mittags: 2-3 Tabletten Nr. 11 Silicea
- abends: 2-3 Tabletten Nr. 12 Calcium Sulfuricum

Weitere Schüssler-Salze: 7

Geschwollene Füße

Geschwollene Füße treten meistens dann auf, wenn das Herz aus verschiedenen Gründen nicht in der Lage ist, das Blut aus den Füßen vollständig abzupumpen. Das Blut staut sich in den Füßen und Flüssigkeit tritt ins Gewebe aus. Dadurch schwellen die Füße an.
Wenn eine echte Herzschwäche vorliegt, sollte sie unbedingt ärztlich behandelt werden.

Häufig ist das Herz aber nur in bestimmten Situationen überfordert. Dies ist beispielsweise an besonders heißen Tagen der Fall, oder wenn man den ganzen Tag auf den Beinen war. Auch Hormonstörungen, wie sie beispielsweise vor der Periode oder in den Wechseljahren auftreten können, können geschwollene Füße verursachen.

Wenn die Füße geschwollen sind, sollte man sie nach Möglichkeit hoch legen. Hilfreich kann auch ein kaltes Fußbad, ein kalter Fußguss oder Wassertreten sein.

Man kann geschwollene Füße auch mit Schüsslersalze -Creme einreiben oder man legt einen kühlen Schüsslersalze -Umschlag auf.

Unterstützt werden diese äußeren Maßnahmen durch die Einnahme von Schüsslersalzen. Dadurch wird der ganze Körper belebt und die Flüssigkeit kann leichter aus den Füßen abtransportiert werden.

Wann zum Arzt: Bei häufigen oder stark geschwollenen Füßen

Schulmedizin: Entwässernde Medikamente

Heilpflanzen: Weißdorn, Birke, Brennnessel, Goldrute

Hausmittel: Füße hochlegen, kaltes Fußbad, Schwedenkräuter

Schüsslersalze-Behandlung:

- morgens: 2-3 Tabletten Nr. 4 Kalium Chloratum
- mittags: 2-3 Tabletten Nr. 8 Natrium Chloratum
- abends: 2-3 Tabletten Nr. 11 Silicea

Weitere Schüssler-Salze: 13, 15

Gicht

Die Gicht ist eine gelenkschädigende Stoffwechselerkrankung. Bei der Gicht kann die Harnsäure nicht vollständig ausgeschieden werden. Zu viel Harnsäure verbleibt dadurch im Blut. Diese Harnsäure lagert sich in den Gelenken ab und kristallisiert dort zum scharfkantigen Steinchen.

Diese Harnsäure-Kristalle können in den Gelenken zu Entzündungen führen. Häufig kommt es dadurch zu einem akuten Gichtanfall, der meistens das Großzehengelenk betrifft.

Beim akuten Gichtanfall schwillt das betroffene Gelenk sehr schmerzhaft an. Jede Berührung tut stark weh und man kann auch nicht mehr gehen.

Ein akuter Gichtanfall sollte unbedingt ärztlich behandelt werden. Zur Linderung wird meistens ein Colchicin-Präparat verabreicht (Gift der Herbstzeitlose).

Mit Schüsslersalzen kann man zur Linderung der Schmerzen einen Umschlag auflegen.

Wenn der Gichtanfall abgeklungen ist, kann man Schüsslersalze innerlich anwenden, um die Stoffwechselprozesse zu fördern.

Wann zum Arzt: Beim akuten Gichtanfall

Schulmedizin: Medikamente, z.B. Colchicin, Allopurinol

Heilpflanzen: Angelika, Arnika, Birke, Brennnessel, Wacholder

Hausmittel: Weißkohl-Umschläge, Quark-Umschläge, Schwedenkräuter

Schüsslersalze-Behandlung:

- morgens: 2-3 Tabletten Nr. 9 Natrium Phosphoricum
- mittags: 2-3 Tabletten Nr. 10 Natrium Sulfuricum
- abends: 2-3 Tabletten Nr. 11 Silicea
- Beim akuten Gichtanfall Nr. 7 und Nr. 10 als Heißgetränk

Weitere Schüssler-Salze: 4, 8, 12, 13, 15, 16, 17, 18, 23, 25

Graue Haare

Im Laufe des Lebens wird der Farbstoff Melanin immer weniger, sodass die Haare nach und nach ergrauen. Der Zeitpunkt der Ergrauung und die Geschwindigkeit, mit der dieser Prozess fortschreitet, ist von Mensch zu Mensch verschieden.

Schüsslersalze können den Stoffwechsel so anregen, dass alle Körpervorgänge, auch die Melanin-Produktion wieder besser funktionieren. Das Grauwerden der Haare kann dadurch etwas verlangsamt werden.

Heilpflanzen: Kamille, Walnuss, Henna

Schüsslersalze-Behandlung:

- morgens: 2-3 Tabletten Nr. 6 Kalium Sulfuricum
- mittags: 2-3 Tabletten Nr. 6 Kalium Sulfuricum
- abends: 2-3 Tabletten Nr. 11 Silicea

Weitere Schüssler-Salze: 26, 27

Grauer Star

Bei grauem Star wird die Linse des Auges trübe, bis man nicht mehr hindurch sehen kann.

Wann zum Arzt: Bei Verdacht auf grauen Star

Schulmedizin: Operation

Heilpflanzen: Schöllkraut (vorbeugend)

Hausmittel: Schwedenkräuter

Schüsslersalze-Behandlung:

- morgens: 2-3 Tabletten Nr. 1 Calcium Fluoratum
- mittags: 2-3 Tabletten Nr. 5 Kalium Phosphoricum
- abends: 2-3 Tabletten Nr. 11 Silicea

Weitere Schüssler-Salze: 8, 9, 10, 18

Grippe

Die Grippe ist im Gegensatz zur fieberhaften Erkältung eine schwere Erkrankung, die meistens mit plötzlichem Beginn und erheblichen Gliederschmerzen einhergeht. Trotz der unterschiedlichen Schwere werden beide Krankheiten im Volksmund als Grippe bezeichnet.

Wenn man bei Grippe Fieber hat, sollte man sich ins Bett legen und reichlich trinken.

Gegen die Symptome helfen Schüsslersalze oder zahlreiche Heilpflanzen und Hausmittel.

Wann zum Arzt: Bei Fieber über 39,5°C.

Schulmedizin: Medikamente, z.B. Neuraminidasehemmer

Heilpflanzen: Lindenblüten, Sonnenhut, Zistrose

Hausmittel: Wadenwickel, Meerrettich, Dampfbad, Schwedenkräuter

Schüsslersalze-Behandlung:

- morgens: 2-3 Tabletten Nr. 3 Ferrum Phosphoricum
- mittags: 2-3 Tabletten Nr. 5 Kalium Phosphoricum
- abends: 2-3 Tabletten Nr. 10 Natrium Sulfuricum
- Bei Bedarf: Nr. 3 Ferrum Phosphoricum als Heißgetränk

Weitere Schüssler-Salze: 4, 12, 17, 22, 23, 27

Hämorrhoiden

Hämorrhoiden sind juckende Gefäßpolstervergrößerungen am Darmausgang. Häufig stören sie beim Sitzen.

Da sich die Beschwerden durch Hämorrhoiden verstärkten, wenn man unter Verstopfung leidet, kann man Schwedenkräuter innerlich anwenden, um die Verstopfung zu beheben.

Äußerlich kann man die Hämorrhoiden mit Schüsslersalze-Salbe einreiben.

Wann zum Arzt: Bei starken Beschwerden

Schulmedizin: Ernährungsumstellung, chirurgische Eingriffe

Heilpflanzen: Eichenrinde, Rosskastanie, Tormentill

Hausmittel: Sitzbäder, Propolis, Schwedenkräuter

Schüsslersalze-Behandlung:

- morgens: 2-3 Tabletten Nr. 1 Calcium Fluoratum
- mittags: 2-3 Tabletten Nr. 7 Magnesium Phosphoricum
- abends: 2-3 Tabletten Nr. 11 Silicea
- Schüssler-Salbe Nr. 1 Calcium Fluoratum zum Einreiben

Weitere Schüssler-Salze: 3, 4, 8, 18, 21

Haarausfall

Durch Veranlagung, Hormonstörungen und Mangelernährung kann es zu Haarausfall kommen. Mit zunehmendem Alter wird der Haarausfall immer häufiger, vor allem bei Männern.

Mit Schüsslersalzen kann man zwar auch keine Haarwachswunder vollbringen, aber man kann die Bedingungen für gesundes Haarwachstum verbessern. Dies kann vor allem bei hormonellen Schwankungen oder krankheitsbedingtem Haarausfall wieder zu neuer Haarfülle verhelfen.

Wann zum Arzt: bei unerklärlichem Haarausfall

Schulmedizin: Transplantation, Haarwasser

Heilpflanzen: Birke, Brennnessel, Klettenwurzel

Hausmittel: Kopfmassage

Schüsslersalze-Behandlung:

- morgens: 2-3 Tabletten Nr. 1 Calcium Fluoratum
- mittags: 2-3 Tabletten Nr. 5 Kalium Phosphoricum
- abends: 2-3 Tabletten Nr. 11 Silicea

Weitere Schüssler-Salze: 3, 15, 17, 21, 25

Hallux valgus

Beim Hallux valgus ist der große Zeh nach innen gebogen, sodass der Fuß vorne spitz aussieht. Solch eine Zehenfehlstellung ist vor allem eine Folge spitzer und hochhackiger Schuhe und eines Spreizfußes, hängt aber auch mit einer Veranlagung zusammen.

Zur Behandlung eines Hallux valgus ist es in erster Linie wichtig, auf Schuhe umzusteigen, die vorne breit sind. Mit Schüsslersalzen kann man das Gewebe ermuntern, sich zu regenerieren.

Wann zum Arzt: bei Beschwerden durch die Zehenfehlstellung

Schulmedizin: Operation

Hausmittel: Gymnastik, Barfußlaufen

Schüsslersalze-Behandlung:

- morgens: 2-3 Tabletten Nr. 1 Calcium Fluoratum
- mittags: 2-3 Tabletten Nr. 11 Silicea
- abends: 2-3 Tabletten Nr. 12 Calcium Sulfuricum

Weitere Schüssler-Salze: 7

Hautrisse

Hautrisse sind häufig eine Folge von sehr trockener Haut und starker Belastung der Haut. Manchmal kann auch Eisenmangel die Neigung der Haut zu Rissen verstärken, z.B. eingerissene Mundwinkel (Mundwinkel-Rhagaden).

Am einfachsten ist die Hautbehandlung durch Schüsslersalze, wenn man eine Schüsslersalze -Creme oder Salbe häufig auf die betroffenen Hautstellen aufträgt.

In schweren Fällen, kann man auch einen Schüsslersalze-Salbenumschlag auflegen.

Wann zum Arzt: Bei stark entzündeten Hautrissen

Schulmedizin: Salbe

Heilpflanzen: Kamille, Ringelblume, Aloe

Hausmittel: Honig, Propolis, Schwedenkräuter

Schüsslersalze-Behandlung:

- morgens: 2-3 Tabletten Nr. 1 Calcium Fluoratum

- mittags: 2-3 Tabletten Nr. 3 Ferrum Phosphoricum
- abends: 2-3 Tabletten Nr. 11 Silicea
- Schüssler-Salben Nr. 1 und Nr. 11 im Wechsel zum Einreiben

Weitere Schüssler-Salze: 2, 13, 17

Hautwucherungen

Bei manchen Menschen wachsen verschiedene, meist kleine Wucherungen auf der Haut. Normalerweise sind diese Wucherungen harmlos, aber sie können lästig und störend sein. Je älter man wird, desto mehr solcher Hautwucherungen sprießen.

Meistens wird man solche Wucherungen nur mithilfe eines Hautarztes und kleiner Operationen los, aber man kann mithilfe von Schüsslersalzen das Nachwachsen etwas verlangsamen.

Wann zum Arzt: bei störenden und ungeklärten Hautwucherungen

Schulmedizin: Operation

Heilpflanzen: Schöllkraut, Thuja

Hausmittel: Schwedenkräuter

Schüsslersalze-Behandlung:

- morgens: 2-3 Tabletten Nr. 4 Kalium Chloratum
- mittags: 2-3 Tabletten Nr. 6 Kalium Sulfuricum
- abends: 2-3 Tabletten Nr. 10 Natrium Sulfuricum

Weitere Schüssler-Salze: 25

Herzschwäche

Eine Herzschwäche ist häufiger als man denkt. Man erkennt sie oft an Kurzatmigkeit, geschwollenen Füßen und Schwäche.

Im höheren Alter kommt es bei relativ vielen Menschen zu einer Herzschwäche.

Wann zum Arzt: Bei Verdacht auf Herzschwäche

Schulmedizin: Herzstärkende Medikamente, z.B. Digitalis

Heilpflanzen: Weißdorn, Maiglöckchen, Angelika, Mistel

Hausmittel: Wasseranwendungen, Schwedenkräuter

Schüsslersalze-Behandlung:

- morgens: 2-3 Tabletten Nr. 1 Calcium Fluoratum
- mittags: 2-3 Tabletten Nr. 5 Kalium Phosphoricum
- abends: 2-3 Tabletten Nr. 7 Magnesium Phosphoricum

Weitere Schüssler-Salze: 11, 15, 16, 22, 24, 25

Hühneraugen

Hühneraugen sind verhärtete Druckstellen an den Füßen. Wenn man häufig unter Hühneraugen leidet, ist es sinnvoll, zu überprüfen, ob die Schuhe bequem genug sind.

Mit Schüsslersalzen kann man einen kleinen Umschlag auf die Hühneraugen legen oder als Pflaster fixieren. Diesen Umschlag lässt man über Nacht einwirken. In der nächsten Nacht wiederholt man den Umschlag.

Nach einigen Behandlungen sollten die Hühneraugen aufweichen und sich leicht lösen lassen.

Wann zum Arzt: Bei starken Beschwerden

Schulmedizin: Hornhaut lösende Mittel

Heilpflanzen: Hauswurz, Schöllkraut, Myrrhe

Hausmittel: Propolis, Schwedenkräuter

Schüsslersalze-Behandlung:

- morgens: 2-3 Tabletten Nr. 1 Calcium Fluoratum
- mittags: 2-3 Tabletten Nr. 4 Kalium Chloratum
- abends: 2-3 Tabletten Nr. 10 Natrium Sulfuricum
- Schüssler-Salbe: Nr. 1 Calcium Fluoratum zum Einreiben
- Fußbäder mit Nr. 1 Calcium Fluoratum (10-20 Tabletten)

Weitere Schüssler-Salze: 11

Infektionskrankheiten

Infektionen können durch Bakterien, Viren und andere Krankheitserreger verursacht werden.

Durch diese Krankheitserreger kann es zu ganz unterschiedlichen Krankheiten kommen, insofern ist das Thema "Infektionskrankheiten" nur ein unspezifischer Überbegriff. Infektionskrankheiten können sich durch Fieber, Schnupfen, Husten, Erbrechen, Durchfall und zahlreiche andere Symptome äußern.

Mit einem starken Immunsystem ist man besser in der Lage, Infektionen frühzeitig abzuwehren. Dadurch können die Krankheiten verhindert oder abgemildert werden.

Wann zum Arzt: Bei Verdacht auf eine schwere Infektionskrankheit

Heilpflanzen: Sonnenhut (Echinacea)

Hausmittel: Kaltwasser-Anwendungen, Schwedenkräuter

Schüsslersalze-Behandlung:

- morgens: 2-3 Tabletten Nr. 3 Ferrum Phosphoricum
- mittags: 2-3 Tabletten Nr. 6 Kalium Sulfuricum
- abends: 2-3 Tabletten Nr. 7 Magnesium Phosphoricum

Weitere Schüssler-Salze: 1, 2, 5, 11, 15, 16, 19, 21, 23

Inkontinenz

Probleme durch unfreiwillige Harnentleerung sind im Alter recht häufig, weil die Beckenbodenmuskulatur ihre Kraft verliert. Solange es möglich ist, kann Beckenbodentraining die Kontrolle über die Blasenentleerung weitgehend erhalten.

Wann zum Arzt: beim Auftreten von Harninkontinenz

Schulmedizin: eventuell Operation

Heilpflanzen: Bärentraube, Kürbis, Schachtelhalm

Hausmittel: Beckenboden-Training

Schüsslersalze-Behandlung:

- morgens: 2-3 Tabletten Nr. 5 Kalium Phosphoricum
- mittags: 2-3 Tabletten Nr. 9 Natrium Phosphoricum
- abends: 2-3 Tabletten Nr. 10 Natrium Sulfuricum

Weitere Schüssler-Salze: 1, 11

Juckreiz / Altersjucken

Juckreiz kann sehr verschiedene Ursachen haben, z.B. Allergien, trockene Haut, Heilungsphase nach Verletzungen, Insektenstiche, Alter,

Diabetes, Nierenschwäche, Vitamin B12-Mangel, Übersäuerung, Parasiten-Befall.

Im Alter ist Juckreiz so häufig, dass man sogar von "Altersjucken" spricht. Dieses Altersjucken hängt stark mit der trockenen Haut des Alters zusammen.

Bei ungeklärtem Juckreiz ist es zunächst wichtig, die Ursache heraus zu finden. Die Behandlung der Ursache ist im Allgemeinen wirksamer als eine reine Symptombekämpfung, zumindest, wenn es sich um eine behandelbare Ursache handelt.

Wann zum Arzt: bei ungeklärtem Juckreiz

Schulmedizin: Antihistaminika, Kortison

Heilpflanzen: Lavendel, Kamille, Ehrenpreis

Hausmittel: Propolis, Schwedenkräuter, Natron, Kaltwasser-Anwendungen

Schüsslersalze-Behandlung:

- morgens: 2-3 Tabletten Nr. 3 Ferrum Phosphoricum
- mittags: 2-3 Tabletten Nr. 7 Magnesium Phosphoricum
- abends: 2-3 Tabletten Nr. 8 Natrium Chloratum
- Schüssler-Salbe Nr. 7 Magnesium Phosphoricum zum Einreiben

Weitere Schüssler-Salze: 2, 3, 6, 7, 8, 10, 11, 13, 17, 20, 21, 22, 24, 25

Kalte Füße

Durchblutungsstörungen können kalte Füße verursachen.

Wann zum Arzt: Bei Empfindungsstörungen in den Füßen

Schulmedizin: Medikamente zur Durchblutungsförderung

Heilpflanzen: Angelika, Arnika, Knoblauch

Hausmittel: Fußbäder, Propolis, Schwedenkräuter

Schüsslersalze-Behandlung:

- morgens: 2-3 Tabletten Nr. 1 Calcium Fluoratum
- mittags: 2-3 Tabletten Nr. 2 Calcium Phosphoricum
- abends: 2-3 Tabletten Nr. 7 Magnesium Phosphoricum

Weitere Schüssler-Salze: 3, 5, 17, 18

Kopfschmerzen

Kopfschmerzen können sehr verschiedene Ursachen haben. Sie reichen von Spannungskopfschmerzen bis hin zu hormonell bedingte Migräne.

Wann zum Arzt: Bei häufigen Kopfschmerzen oder bei sehr plötzlichem Beginn

Schulmedizin: Schmerzmittel

Heilpflanzen: Baldrian, Holunder, Kampfer, Lavendel, Minze

Hausmittel: Propolis, Wärmeanwendungen, Schwedenkräuter

Schüsslersalze-Behandlung:

- im akuten Fall: Nr. 7 Magnesium Phosphoricum als Heißgetränk

Zur Vorbeugung:

- morgens: 2-3 Tabletten Nr. 2 Calcium Phosphoricum
- mittags: 2-3 Tabletten Nr. 8 Natrium Chloratum
- abends: 2-3 Tabletten Nr. 10 Natrium Sulfuricum

Weitere Schüssler-Salze: 14, 15, 16, 19, 20, 21, 22, 23, 25

Krämpfe

Krämpfe können aus verschiedenen Gründen auftreten, beispielsweise durch Magnesiummangel, Kalziummangel oder aus psychischen Gründen.

Wann zum Arzt: Bei regelmäßigen Krämpfen

Schulmedizin: Medikamente, je nach Ursache, Magnesium

Heilpflanzen: Angelika, Gänsefingerkraut, Lavendel

Hausmittel: Wärmeanwendungen, Schwedenkräuter

Schüsslersalze-Behandlung:

- im akuten Fall: Nr. 7 Magnesium Phosphoricum als Heiße Sieben

Zur Vorbeugung:

- morgens: 2-3 Tabletten Nr. 2 Calcium Phosphoricum
- mittags: 2-3 Tabletten Nr. 7 Magnesium Phosphoricum
- abends: 2-3 Tabletten Nr. 11 Silicea

Weitere Schüssler-Salze: 13, 19, 21

Krampfadern

Krampfadern entstehen durch Venenschwäche. Solche Venen sind häufig veranlagungsbedingt. Langes Stehen, Bewegungsmangel und Übergewicht können die Entstehung von Krampfadern zusätzlich begünstigen.

Bei Krampfadern kann es zusätzlich zu Venenentzündungen kommen, was die Problematik noch erschwert.

Achtung!

Keine Beinmassage bei Krampfadern wegen Thrombose-Gefahr!

Wann zum Arzt: Bei Schmerzen durch die Krampfadern

Schulmedizin: Operation, Gymnastik, Salben

Heilpflanzen: Rosskastanie, Rotes Weinlaub, Schachtelhalm, Schafgarbe

Hausmittel: Propolis, kalte Beingüsse, Schwedenkräuter

Schüsslersalze-Behandlung:

- morgens: 2-3 Tabletten Nr. 1 Calcium Fluoratum
- mittags: 2-3 Tabletten Nr. 3 Ferrum Phosphoricum
- abends: 2-3 Tabletten Nr. 11 Silicea
- Schüssler-Salben Nr. 11 Silicea zum sanft Einreiben.

Weitere Schüssler-Salze: 1, 3, 4, 9, 11, 17, 18, 19

Kreislaufbeschwerden

Niedriger oder auch hoher Blutdruck können zu Kreislaufbeschwerden führen. Diese sind mit Schwindel und Schwäche verbunden.

Wann zum Arzt: Bei starken Beschwerden

Schulmedizin: Medikamente je nach Ursache

Heilpflanzen: Rosmarin, Mistel, Schafgarbe, Weißdorn

Hausmittel: Wasseranwendungen, Schwedenkräuter

Schüsslersalze-Behandlung:

- morgens: 2-3 Tabletten Nr. 3 Ferrum Phosphoricum
- mittags: 2-3 Tabletten Nr. 5 Kalium Phosphoricum
- abends: 2-3 Tabletten Nr. 8 Natrium Chloratum
- Bei Bedarf: Nr. 5 Kalium Phosphoricum als Heißgetränk

Weitere Schüssler-Salze: 2, 3, 4, 5, 8

Krebs

Bösartig wuchernde Tumore werden Krebs genannt. Unfachmännisch behandelt führt Krebs oft zum Tod und selbst bei fachkundiger Behandlung durch Ärzte kann der Tod eintreten. Die Schulmedizin hat bei der Krebsbehandlung jedoch zunehmende Erfolge aufzuweisen.

Achtung!

Schüsslersalze können die Krebsbehandlung nur unterstützen, keine eigenständige Behandlung darstellen.

Wann zum Arzt: Bei Verdacht auf Krebs oder unklaren Blutungen

Schulmedizin: Operation, Chemotherapie, Bestrahlung

Heilpflanzen: Mistel, Ringelblume

Hausmittel: Rote Beete, Schwedenkräuter

Schüsslersalze-Behandlung:

- morgens: 2-3 Tabletten Nr. 3 Ferrum Phosphoricum
- mittags: 2-3 Tabletten Nr. 6 Kalium Sulfuricum
- abends: 2-3 Tabletten Nr. 7 Magnesium Phosphoricum

Weitere Schüssler-Salze: 1, 2, 5, 11, 15, 16, 19, 21, 23

Lähmungen

Bei Lähmungen kommt es zu Störungen der Beweglichkeit, meist aufgrund von Erkrankungen der Nerven.

Im Allgemeinen sind Lähmungen schwere Erkrankungen, die fachmännisch behandelt werden müssen. Schüsslersalze können hier nur unterstützend eingesetzt werden.

Wann zum Arzt: Beim Auftreten von Lähmungen

Schulmedizin: Je nach Ursache

Heilpflanzen: Angelika, Arnika, Fichte, Rosmarin

Hausmittel: Schwedenkräuter

Schüsslersalze-Behandlung:

- morgens: 2-3 Tabletten Nr. 2 Calcium Phosphoricum
- mittags: 2-3 Tabletten Nr. 3 Ferrum Phosphoricum
- abends: 2-3 Tabletten Nr. 5 Kalium Phosphoricum

Weitere Schüssler-Salze: 2, 3, 5, 7, 8, 13, 19

Leberschwäche

Die Leber ist ein wichtiges Stoffwechselorgan im rechten Oberbauch. Wenn sie nicht gut genug arbeitet, kann es zu allgemeiner Schwäche und zu Stoffwechselstörungen kommen.

Wann zum Arzt: Bei Gelbsucht oder Schmerzen im rechten Oberbauch

Schulmedizin: Je nach Ursache

Heilpflanzen: Eberwurzel, Enzian, Mariendistel, Wegwarte

Hausmittel: Leberwickel, Schwedenkräuter

Schüsslersalze-Behandlung:

- morgens: 2-3 Tabletten Nr. 5 Kalium Phosphoricum
- mittags: 2-3 Tabletten Nr. 6 Kalium Sulfuricum
- abends: 2-3 Tabletten Nr. 10 Natrium Sulfuricum

Weitere Schüssler-Salze: 17, 22, 26

Magenbeschwerden

Magenbeschwerden können ganz verschiedene Ursachen und Ausprägungen haben.

Schüsslersalze können den Magen stärken, sodass ihm die Verdauungsarbeit leichter fällt.

Wann zum Arzt: Bei länger andauernden Magenbeschwerden

Schulmedizin: Medikamente

Heilpflanzen: Angelika, Enzian, Kamille, Minze, Zitwerwurzel

Hausmittel: Wärmflasche, Heilerde, Schwedenkräuter

Schüsslersalze-Behandlung:

- morgens: 2-3 Tabletten Nr. 3 Ferrum Phosphoricum
- mittags: 2-3 Tabletten Nr. 4 Kalium Chloratum
- abends: 2-3 Tabletten Nr. 7 Magnesium Phosphoricum
- Bei Bedarf: Nr. 7 Magnesium Phosphoricum als Heiße Sieben

Weitere Schüssler-Salze: 5, 6, 8, 9, 13, 14, 15, 17, 20, 24

Migräne

Migräne ist eine besondere Kopfschmerzart, die meistens einseitig auftritt und mehrere Tage andauern kann. Das Leben vieler Betroffener ist durch die Migräne nachhaltig beeinträchtigt.

Wann zum Arzt: Bei häufigen Migräne-Anfällen

Schulmedizin: Schmerztherapie

Heilpflanzen: Angelika, Baldrian, Lavendel, Mutterkraut, Pestwurz

Hausmittel: Stirn- oder Nackenumschläge, Schwedenkräuter

Schüsslersalze-Behandlung:

- Beim Anfall: Nr. 7 Magnesium Phosphoricum als Heißgetränk

Kur zur Vorbeugung (min. 3-6 Wochen):

- morgens: 2-3 Tabletten Nr. 3 Ferrum Phosphoricum
- mittags: 2-3 Tabletten Nr. 5 Kalium Phosphoricum
- abends: 2-3 Tabletten Nr. 12 Calcium Sulfuricum

Weitere Schüssler-Salze: 3, 4, 6, 7, 8, 10, 11, 12, 14, 19, 21, 22

Morgensteifigkeit

Häufig fühlt man sich morgens nach dem Aufwachen schmerzhaft steif und unbeweglich. Nach einer Weile wird die Beweglichkeit dann wieder besser. Diese Morgensteifigkeit wird im Laufe der Jahre meistens stärker.

Mit Schüsslersalzen kann man die Beschwerden durch Morgensteifigkeit etwas lindern.

Wann zum Arzt: bei starken Schmerzen

Schulmedizin: Salben, antirheumatische Schmerzmittel

Heilpflanzen: Arnika, Beinwell, Teufelskralle

Hausmittel: Schwedenkräuter, Wasser-Anwendungen

Schüsslersalze-Behandlung:

- morgens: 2-3 Tabletten Nr. 2 Calcium Phosphoricum
- mittags: 2-3 Tabletten Nr. 2 Calcium Phosphoricum
- abends: 2-3 Tabletten Nr. 2 Calcium Phosphoricum

Mundentzündungen - Zahnfleischentzündung

Die Mundschleimhaut kann sich durch Bakterien, Viren oder physikalische Reize entzünden. Dies ist mit Schmerzen und Rötungen im Mund verbunden.

Wann zum Arzt: Bei starken Schmerzen und Problemen beim Essen.

Schulmedizin: Spülungen, Pinselungen

Heilpflanzen: Kamille, Myrrhe, Eichenrinde, Salbei, Tormentill

Hausmittel: Propolis, Schwedenkräuter

Schüsslersalze-Behandlung:

- morgens: 2-3 Tabletten Nr. 3 Ferrum Phosphoricum
- mittags: 2-3 Tabletten Nr. 5 Kalium Phosphoricum
- abends: 2-3 Tabletten Nr. 8 Natrium Chloratum

Weitere Schüssler-Salze: 3, 4, 5, 8, 11, 18

Mundgeruch

Mundgeruch kann durch Entzündungen im Mund- und Rachenraum, Karies, mangelnde Zahnhygiene, Magenprobleme und manche Nahrungsmittel (z.B. Knoblauch) verursacht werden.

Wann zum Arzt: Bei hartnäckigem Mundgeruch

Schulmedizin: Je nach Ursache

Heilpflanzen: Salbei, Minze, Myrrhe

Hausmittel: Propolis, Schwedenkräuter, Teebaumöl

Schüsslersalze-Behandlung:

- morgens: 2-3 Tabletten Nr. 5 Kalium Phosphoricum
- mittags: 2-3 Tabletten Nr. 3 Ferrum Phosphoricum
- abends: 2-3 Tabletten Nr. 4 Kalium Chloratum
- Spülen und Gurgeln mit: 5 Tabletten Nr. 5 Kalium Phosphoricum in ein Glas Wasser aufgelöst

Weitere Schüssler-Salze: 2, 3, 4, 5, 9, 22

Muskelschwäche

Mit zunehmendem Alter werden die Muskeln meistens dünner und schwächer. Um weiterhin relativ kräftige Muskeln zu haben, muss man sie stärker trainieren als in jungen Jahren.

Schüsslersalze können helfen, die Muskeln zu stärken.

Wann zum Arzt: bei unerklärlicher Muskelschwäche

Heilpflanzen: Angelika, Kampfer, Rosmarin

Hausmittel: Schwedenkräuter, Bienenpollen, Wasseranwendungen

Schüsslersalze-Behandlung:

- morgens: 2-3 Tabletten Nr. 1 Calcium Fluoratum
- mittags: 2-3 Tabletten Nr. 2 Calcium Phosphoricum
- abends: 2-3 Tabletten Nr. 6 Kalium Sulfuricum

Weitere Schüssler-Salze: 5

Nervosität

Bei Nervosität fehlen Ruhe und Entspannung, stattdessen wird das Leben durch innere Unruhe geprägt. Ständige Nervosität kann gesundheitliche Folgen haben, beispielsweise Schlafstörungen oder Verdauungsbeschwerden.

Wann zum Arzt: Wenn das Leben deutlich beeinträchtigt ist

Schulmedizin: Psychotherapie, Beruhigungsmittel

Heilpflanzen: Baldrian, Hopfen, Lavendel, Melisse, Passionsblume

Hausmittel: Bewegung an frischer Luft, Schwedenkräuter

Schüsslersalze-Behandlung:

- morgens: 2-3 Tabletten Nr. 5 Kalium Phosphoricum
- mittags: 2-3 Tabletten Nr. 7 Magnesium Phosphoricum
- abends: 2-3 Tabletten Nr. 11 Silicea

Weitere Schüssler-Salze: 2, 8, 13, 15

Niedriger Blutdruck

Niedriger Blutdruck gilt zwar als ungefährlich, aber er kann die Betroffenen erheblich belasten. Zum Schwindel kommt meistens noch eine ausgeprägte Kraftlosigkeit hinzu, die den Alltag deutlich erschwert.

Wann zum Arzt: bei Ohnmachtsneigung oder starkem Schwindel

Heilpflanzen: Rosmarin, Ginseng

Hausmittel: Schwedenkräuter, Kaltwasser-Anwendungen, Sport

Schüsslersalze-Behandlung:

- morgens: 2-3 Tabletten Nr. 3 Ferrum Phosphoricum
- mittags: 2-3 Tabletten Nr. 5 Kalium Phosphoricum
- abends: 2-3 Tabletten Nr. 7 Magnesium Phosphoricum

Weitere Schüssler-Salze: 2, 17, 20, 21

Nierenerkrankungen

Die Niere reinigt das Blut und produziert den Harn. Wenn die Niere schwach oder krank ist, funktioniert die Entgiftung und Entwässerung nicht mehr richtig, was zu Müdigkeit, Schwäche, Ödemen, Juckreiz und zahlreichen anderen Gesundheitsstörungen führen kann.

Damit die Niere gut arbeiten kann, muss man ausreichend trinken (2-3 Liter/Tag). Nur bei echter Niereninsuffizienz ist die Trinkmenge eingeschränkt.

Wann zum Arzt: Bei Verdacht auf Nierenerkrankungen

Schulmedizin: Je nach Ursache

Heilpflanzen: Birke, Bärentraube, Goldrute, Wacholder

Hausmittel: Viel trinken, Kombucha, Schwedenkräuter

Schüsslersalze-Behandlung:

- morgens: 2-3 Tabletten Nr. 3 Ferrum Phosphoricum
- mittags: 2-3 Tabletten Nr. 4 Kalium Chloratum
- abends: 2-3 Tabletten Nr. 10 Natrium Sulfuricum
- Schüssler-Salbe Nr. 3 Ferrum Phosphoricum

Weitere Schüssler-Salze: 13, 16

Ödeme - Wassereinlagerungen

Ödeme sind Wassereinlagerungen im Gewebe. Sie treten vor allem an Füßen, Händen, im Gesicht und am Bauch auf.

Sie können unterschiedliche Ursachen haben, beispielsweise Herzschwäche, langes Stehen, Nierenschwäche oder Hormonschwankungen.

Wann zum Arzt: Bei unerklärlichen Ödemen

Schulmedizin: Medikamente je nach Ursache

Heilpflanzen: Birke, Brennnessel, Goldrute, Holunder

Hausmittel: Kombucha, Schwedenkräuter

Schüsslersalze-Behandlung:

- morgens: 2-3 Tabletten Nr. 4 Kalium Chloratum
- mittags: 2-3 Tabletten Nr. 8 Natrium Chloratum
- abends: 2-3 Tabletten Nr. 10 Natrium Sulfuricum
- Schüssler-Salbe Nr. 8 Natrium Chloratum zum Einreiben

Weitere Schüssler-Salze: 13, 15

Osteoporose

Bei Osteoporose werden die Knochen poröser und brechen leichter. Viele ältere Menschen leiden unter Osteoporose. Die Folge davon sind häufige Knochenbrüche, z.B. des Oberschenkelhalses oder der Wirbel.

Hormonmangel und wenig Bewegung verstärken die Neigung zu Osteoporose.

Wann zum Arzt: bei Verdacht auf Knochenbruch oder Osteoporose

Schulmedizin: Hormone

Heilpflanzen: Bockshornklee, Wilder Yams

Hausmittel: Schwedenkräuter, Bewegung, Calcium, Vitamin D

Schüsslersalze-Behandlung:

- morgens: 2-3 Tabletten Nr. 1 Calcium Fluoratum
- mittags: 2-3 Tabletten Nr. 2 Calcium Phosphoricum
- abends: 2-3 Tabletten Nr. 11 Silicea

Weitere Schüssler-Salze: 17, 22

Prostatabeschwerden

Viele Männer leiden im höheren Alter unter Beschwerden der Prostata. Häufig wird die Prostata zu groß und stört beim Wasserlassen. Bei manchen Männern entsteht auch Prostatakrebs.

Wann zum Arzt: bei Problemen beim Wasserlassen

Schulmedizin: Operation, Medikamente

Heilpflanzen: Feigenkaktus, Kürbiskerne, Sägepalme

Hausmittel: viel trinken, Bewegung

Schüsslersalze-Behandlung:

- morgens: 2-3 Tabletten Nr. 4 Kalium Chloratum
- mittags: 2-3 Tabletten Nr. 5 Kalium Phosphoricum
- abends: 2-3 Tabletten Nr. 12 Calcium Sulfuricum

Weitere Schüssler-Salze: 14, 24, 25

Rekonvaleszenz

Nach schweren Krankheiten dauert es meistens eine Weile, bis man wieder voll zu Kräften gekommen ist. Diese Zeit der Erholung nennt man "Rekonvaleszenz".

Schüsslersalze können helfen, die Zeit der Rekonvaleszenz zu verkürzen.

Wann zum Arzt: wenn die Rekonvaleszenz zu lange dauert.

Heilpflanzen: Ginkgo, Ginseng, Rosmarin

Hausmittel: Schwedenkräuter, Bienenpollen, Wasser-Anwendungen

Schüsslersalze-Behandlung:

- morgens: 2-3 Tabletten Nr. 2 Calcium Phosphoricum
- mittags: 2-3 Tabletten Nr. 5 Kalium Phosphoricum
- abends: 2-3 Tabletten Nr. 11 Silicea

Rheuma - Arthritis

Rheuma ist eine große Gruppe von Krankheiten, die durch das körpereigene Immunsystem ausgelöst werden.

Die häufigste Rheumaform ist die Polyarthritis, bei der sich die Gelenke chronisch entzünden.

Wann zum Arzt: Bei Verdacht auf Rheuma

Schulmedizin: Entzündungshemmende Medikamente, Schmerzmittel

Heilpflanzen: Angelika, Arnika, Hauhechel, Kampfer

Hausmittel: Umschläge, Schlagen mit Brennnesseln, Schwedenkräuter

Schüsslersalze-Behandlung:

- morgens: 2-3 Tabletten Nr. 1 Calcium Fluoratum
- mittags: 2-3 Tabletten Nr. 3 Ferrum Phosphoricum
- abends: 2-3 Tabletten Nr. 10 Natrium Sulfuricum
- Gegen Schmerzen: Nr. 7 Magnesium Phosphoricum als Heißgetränk
- Schüssler-Salben: Nr. 1, 3 und 11 im Wechsel

Weitere Schüssler-Salze: 4, 6, 8, 9, 11, 12, 15, 16, 17, 18, 23, 25

Rückenschmerzen / Hexenschuss

Zahlreiche Menschen leiden manchmal oder ständig unter Rückenschmerzen. Rückenschmerzen werden häufig durch Haltungsfehler, mangelnde Rücken-Muskulatur und Überlastungen ausgelöst.

Ein Hexenschuss sind Rückenschmerzen, die plötzlich auftreten oder ohne dass man weiß, warum auf einmal der Rücken schmerzt.

Bei einem sehr starken Hexenschuss, der mit Lähmungen einhergeht, sollte man unbedingt schnellstens den Arzt aufsuchen.

Einen einfachen Hexenschuss kann man oft auch selbst behandeln.

Wichtig ist es, dass die betroffene Stelle, meist die Lendenwirbelsäule, warm gehalten wird, damit sich die Muskeln entkrampfen.

Ein warmer Schüsslersalze-Umschlag, eventuell mit einer Wärmflasche verstärkt, kann die gereizten Nerven beruhigen und die Schmerzen lindern.

Wann zum Arzt: Bei Lähmungserscheinungen oder starken Schmerzen

Schulmedizin: Schmerzmittel, Salben, Gymnastik

Heilpflanzen: Sternanis, Arnika, Johanniskraut, Kampfer, Chili

Hausmittel: Wärmflasche, Heilerde, Schwedenkräuter

Schüsslersalze-Behandlung:

- morgens: 2-3 Tabletten Nr. 3 Ferrum Phosphoricum
- mittags: 2-3 Tabletten Nr. 7 Magnesium Phosphoricum
- abends: 2-3 Tabletten Nr. 9 Natrium Phosphoricum
- Bei Bedarf: Nr. 7 Magnesium Phosphoricum als Heißgetränk
- Schüssler-Salbe Nr. 7 Magnesium Phosphoricum zum Einreiben

Weitere Schüssler-Salze: 2, 13, 15, 16

Schlaffes Gewebe

Im Laufe der Jahre wird das Gewebe bei den meisten Menschen immer weniger elastisch. Es neigt dann dazu, schlaff zu werden.

Mit regelmäßiger Hautpflege und viel Bewegung kann man die Straffheit des Gewebes verbessern. Auch Schüsslersalze können helfen, das Gewebe zu straffen.

Heilpflanzen: Kiefer, Rose, Schachtelhalm

Hausmittel: Schwedenkräuter, Kaltwasser-Anwendungen

Schüsslersalze-Behandlung:

- morgens: 2-3 Tabletten Nr. 1 Calcium Fluoratum
- mittags: 2-3 Tabletten Nr. 8 Natrium Chloratum
- abends: 2-3 Tabletten Nr. 11 Silicea

Weitere Schüssler-Salze: 2, 7, 18, 19

Schlaflosigkeit

Schlafstörungen hängen häufig mit zu viel Stress am Tag zusammen. aber auch hormonelle Schwankungen oder einige Erkrankungen können Schlaflosigkeit bewirken.

Bei fehlendem Schlaf ist man tagsüber oft müde und leistungsschwach.

Wann zum Arzt: Wenn das Leben beeinträchtigt ist.

Schulmedizin: Je nach Ursache, Schlafmittel

Heilpflanzen: Angelika, Baldrian, Hopfen, Passionsblume

Hausmittel: Heiße Milch mit Honig, Fußbäder, Schwedenkräuter

Schüsslersalze-Behandlung:

- Vor dem Bettgehen: 5-10 Tabletten Nr. 5 Kalium Phosphoricum als Heißgetränk

Weitere Schüssler-Salze: 2, 7, 11, 12, 13, 14, 14, 19, 21, 22, 25

Schlaganfall

Bei einem Schlaganfall kommt es zu massiven Durchblutungsstörungen im Gehirn. Anschließend leiden viele der Betroffenen unter Lähmungen und Sprachstörungen.

Natürlich kann man einen akuten Schlaganfall nicht mit Schüsslersalzen behandeln, aber man kann Schüsslersalze für die Vorbeugung und die Nachbehandlung einsetzen.

Wann zum Arzt: bei plötzlichen Lähmungen, Sprachstörungen oder Bewusstlosigkeit

Schulmedizin: Medikamente, Operation, Reha

Heilpflanzen: Ginkgo, Knoblauch, Lavendel

Hausmittel: viel trinken, Omega-3-Fettsäuren, Kombucha

Schüsslersalze-Behandlung:

- morgens: 2-3 Tabletten Nr. 1 Calcium Fluoratum
- mittags: 2-3 Tabletten Nr. 3 Ferrum Phosphoricum
- abends: 2-3 Tabletten Nr. 5 Kalium Phosphoricum

Weitere Schüssler-Salze: 4, 7, 11, 21

Schlecht heilende Wunden

Manchmal heilen Wunden nicht richtig ab oder brauchen sehr lange bis zur Heilung. Dies ist vor allem bei einem schlechten Allgemeinzustand oder schlechter Durchblutung der Fall.

Wenn man häufig unter schlecht heilenden Wunden leidet, kann es hilfreich sein, den generellen Gesundheitszustand zu verbessern, sofern das möglich ist.

Wann zum Arzt: wenn eine Wunde nicht abheilt

Schulmedizin: Antibiotika, Wundversorgung

Heilpflanzen: Beinwell, Kamille, Ringelblume

Hausmittel: Propolis, Schwedenkräuter

Schüsslersalze-Behandlung:

- morgens: 2-3 Tabletten Nr. 1 Calcium Fluoratum
- mittags: 2-3 Tabletten Nr. 9 Natrium Phosphoricum
- abends: 2-3 Tabletten Nr. 10 Natrium Sulfuricum

Weitere Schüssler-Salze: 18, 21

Schmerzen

Schmerzen sind ein häufiges Signal des Körpers, dass etwas nicht in Ordnung ist. Die Ursachen für Schmerz sind mannigfaltig.

Da Schmerz ein Warnsignal ist, sollte er nicht einfach nur blockiert werden, sondern man sollte auch nach der Ursache suchen und diese behandeln.

Wann zum Arzt: Bei starken oder häufigen Schmerzen

Schulmedizin: Je nach Ursache, Schmerzmittel

Heilpflanzen: Arnika, Johanniskraut, Kampfer, Safran, Weide

Hausmittel: Umschläge, Wärmflasche, Schwedenkräuter

Schüsslersalze-Behandlung:

- Bei Bedarf: Nr. 7 Magnesium Phosphoricum als Heiße Sieben

Weitere Schüssler-Salze: 3, 13

Schwächezustände

Im höheren Alter kann es aus verschiedenen Gründen zu Schwächezuständen kommen. Bei ungeklärten, länger anhaltenden Schwächezuständen ist es wichtig, die Ursache heraus zu finden und zu behandeln.

Mit Schüsslersalzen kann man den Allgemeinzustand verbessern, sodass man sich wieder stärker fühlt.

Wann zum Arzt: bei ungeklärter, anhaltender Schwäche

Schulmedizin: je nach Ursache

Heilpflanzen: Ginseng, Rosmarin, Weißdorn

Hausmittel: Schwedenkräuter, Bienenpollen, Wasser-Anwendungen

Schüsslersalze-Behandlung:

- morgens: 2-3 Tabletten Nr. 2 Calcium Phosphoricum
- mittags: 2-3 Tabletten Nr. 3 Ferrum Phosphoricum
- abends: 2-3 Tabletten Nr. 8 Natrium Chloratum

Weitere Schüssler-Salze: 13

Schwerhörigkeit

Bei vielen älteren Menschen wird das Gehör im Laufe der Jahre schwächer. Schwerhörigkeit ist daher unter Senioren sehr verbreitet.

Wann zum Arzt: wenn Sie schlechter hören

Schulmedizin: Hörgerät

Hausmittel: Ohrkerze

Schüsslersalze-Behandlung:

- morgens: 2-3 Tabletten Nr. 1 Calcium Fluoratum
- mittags: 2-3 Tabletten Nr. 4 Kalium Chloratum
- abends: 2-3 Tabletten Nr. 11 Silicea

Weitere Schüssler-Salze: 17

Schwindel

Schwindel ist eine sehr häufige Gesundheitsstörung, die verschiedene Ursachen haben kann. Häufige Ursachen sind Hormonschwankungen oder niedriger Blutdruck.

Da Schwindel das Gleichgewicht und die Verkehrstüchtigkeit beeinträchtigen kann, sollte man ihn sorgfältig behandeln.

Wann zum Arzt: Bei häufigem Schwindel

Schulmedizin: Je nach Ursache

Heilpflanzen: Ginkgo, Knoblauch, Rosmarin,

Hausmittel: Ruhig atmen, festhalten, Kopf langsam drehen, Schwedenkräuter

Schüsslersalze-Behandlung:

- morgens: 2-3 Tabletten Nr. 5 Kalium Phosphoricum
- mittags: 2-3 Tabletten Nr. 7 Magnesium Phosphoricum
- abends: 2-3 Tabletten Nr. 10 Natrium Sulfuricum

Weitere Schüssler-Salze: 6, 11, 15, 17, 20, 21

Trockene Haut

Schon ab 40 Jahren wird die Haut immer trockener. Wenn man dann das Seniorenalter erreicht, ist trockene Haut für Viele ein erhebliches

Problem, weil die Trockenheit unter anderem zu Juckreiz und Ekzemen führen kann.

Wann zum Arzt: bei Problemen durch trockene Haut

Schulmedizin: Cremes

Heilpflanzen: Aloe vera, Ehrenpreis, Ringelblume

Hausmittel: Kaltes Wasser, reichlich trinken

Schüsslersalze-Behandlung:

- morgens: 2-3 Tabletten Nr. 8 Natrium Chloratum
- mittags: 2-3 Tabletten Nr. 8 Natrium Chloratum
- abends: 2-3 Tabletten Nr. 8 Natrium Chloratum

Weitere Schüssler-Salze: 20

Übergewicht

Heutzutage ist Übergewicht für viele Menschen ein großes Problem. Die reichliche Ernährung, bequemen Transportmittel und häufig ein verlangsamter Stoffwechsel führen zu vermehrten Fetteinlagerungen. Strenge Diäten bewirken durch den Jojo-Effekt oft weitere Zunahmen.

Eine dauerhafte Gewichtsabnahme erreicht man nur durch Ernährungsumstellung, viel Bewegung und eine Stoffwechsel-Belebung.

Wann zum Arzt: Bei Beschwerden durch starkes Übergewicht

Schulmedizin: Diät, Sport, evtl. Operationen

Heilpflanzen: Birke, Blasentang, Eberwurzel, Hauhechel, Zimt

Hausmittel: Kombucha, Wasser vor den Mahlzeiten, Schwedenkräuter

Schüsslersalze-Behandlung:

- morgens: 2-3 Tabletten Nr. 4 Kalium Chloratum
- mittags: 2-3 Tabletten Nr. 9 Natrium Phosphoricum
- abends: 2-3 Tabletten Nr. 10 Natrium Sulfuricum

Weitere Schüssler-Salze: 6, 7, 12, 22, 23, 27

Unterschenkelgeschwür / Ulcus cruris

Ein Unterschenkelgeschwür ist eine häufige Folge von Krampfadern. Das Schlimme an einem Unterschenkelgeschwür ist, dass es häufig nicht abheilen will.

Dadurch haben Betroffene für einen längeren Zeitraum eine offene Wunde am Bein, die eher schlimmer statt besser wird.

Wann zum Arzt: wenn ein Unterschenkelgeschwür entsteht

Schulmedizin: Wundversorgung, lokale Antibiotika

Heilpflanzen: Beinwell, Kamille, Ringelblume

Hausmittel: Schwedenkräuter, Propolis, Madenbehandlung

Schüsslersalze-Behandlung:

- morgens: 2-3 Tabletten Nr. 5 Kalium Phosphoricum
- mittags: 2-3 Tabletten Nr. 8 Natrium Chloratum
- abends: 2-3 Tabletten Nr. 10 Natrium Sulfuricum

Verdauungsstörungen

Die Verdauung kann die verschiedensten Störungen aufweisen. Meistens meint man mit Verdauungsstörungen jedoch, wenn die Verdauung der Nahrung einfach nicht optimal funktioniert und es zu Völlegefühl, Drücken, Blähungen, leichten Schmerzen und eventuell Verstopfung kommt.

Wann zum Arzt: Bei starken Verdauungsbeschwerden

Schulmedizin: Je nach Ursache

Heilpflanzen: Angelika, Fenchel, Enzian, Kalmus, Rhabarber

Hausmittel: Heilerde, Wärmflasche, Schwedenkräuter

Schüsslersalze-Behandlung:

- morgens: 2-3 Tabletten Nr. 5 Kalium Phosphoricum
- mittags: 2-3 Tabletten Nr. 8 Natrium Chloratum
- abends: 2-3 Tabletten Nr. 10 Natrium Sulfuricum

Weitere Schüssler-Salze: 9, 11, 15, 22

Verletzungen

Verletzungen sind ein sehr allgemeiner Begriff für die Folgen von Unfällen aller Art. Bei Verletzungen kann es zu offenen Wunden aber auch zu Prellungen, Quetschungen, Muskelzerrungen, Bänderrissen und anderen Problemen des Bewegungsapparates, der Haut oder innerer Organe kommen.

Die Behandlung hängt stark von der Schwere und Art der Verletzung ab.

Wann zum Arzt: Bei starkem Blutverlust, Schmerzen, Bewegungsproblemen

Schulmedizin: Je nach Ursache

Heilpflanzen: Arnika, Johanniskraut, Ringelblume

Hausmittel: Alaun, Propolis, Schwedenkräuter

Schüsslersalze-Behandlung:

- Direkt nach der Verletzung: je 5 Tabletten Nr. 3 und Nr. 7 als Heißgetränk
- morgens: 2-3 Tabletten Nr. 1 Calcium Fluoratum
- mittags: 2-3 Tabletten Nr. 3 Ferrum Phosphoricum
- abends: 2-3 Tabletten Nr. 7 Magnesium Phosphoricum
- Schüssler-Salbe: Nr. 3 Ferrum Phosphoricum

Weitere Schüssler-Salze: 2, 4

Verstopfung

Sehr viele Menschen leiden heutzutage unter Verstopfung. Diese wird durch Bewegungsmangel und zu wenig trinken begünstigt.

Wann zum Arzt: Bei starker Verstopfung

Schulmedizin: Abführmittel, ballaststoffreiche Ernährung

Heilpflanzen: Angelika, Fenchel, Enzian, Kalmus, Rhabarber

Hausmittel: Flohsamen, Leinsamen, viel trinken, Schwedenkräuter

Schüsslersalze-Behandlung:

- morgens: 2-3 Tabletten Nr. 5 Kalium Phosphoricum
- mittags: 2-3 Tabletten Nr. 8 Natrium Chloratum
- abends: 2-3 Tabletten Nr. 10 Natrium Sulfuricum

Weitere Schüssler-Salze: 9, 11, 15, 22

Wadenkrämpfe

Wadenkrämpfe treten vor allem nachts auf, insbesondere bei älteren Menschen. Häufig ist ein Magnesium- oder Kalzium-Mangel die Hauptursache für die Wadenkrämpfe. Häufige Wadenkrämpfe können aber auch andere Ursachen haben, die vom Arzt untersucht werden müssen.

Wann zum Arzt: bei häufigen Wadenkrämpfen

Schulmedizin: Vitamine, Magnesium, je nach Ursache

Heilpflanzen: Lavendel, Melisse, Pfefferminze

Hausmittel: Schwedenkräuter, Wassertreten

Schüsslersalze-Behandlung:

- morgens: 2-3 Tabletten Nr. 2 Calcium Phosphoricum
- mittags: 2-3 Tabletten Nr. 5 Kalium Phosphoricum
- abends: 2-3 Tabletten Nr. 7 Magnesium Phosphoricum

Weitere Schüssler-Salze: 19

Wundliegen / Dekubitus

Wundliegen ist eine schlimme und häufige Folge von Bettlägerigkeit. Durch den gleich bleibenden Druck auf bestimmte Körperzonen entstehen Wunden, die kaum abheilen und immer größer werden.

Die wichtigste Maßnahme gegen Wundliegen ist häufiges Umbetten des Bettlägerigen. Auch eine gute Wundbehandlung ist sehr wichtig, wenn erst einmal Wunden entstanden sind.

Wann zum Arzt: bei Verdacht auf Wundliegen

Schulmedizin: Antibiotika, Wundbehandlung

Heilpflanzen: Beinwell, Kamille, Ringelblume

Hausmittel: Schwedenkräuter, Propolis, Madenbehandlung

Schüsslersalze-Behandlung:

- morgens: 2-3 Tabletten Nr. 5 Kalium Phosphoricum
- mittags: 2-3 Tabletten Nr. 9 Natrium Phosphoricum
- abends: 2-3 Tabletten Nr. 10 Natrium Sulfuricum

Weitere Schüssler-Salze: 18, 27

Zahnausfall

Bei älteren Menschen fallen häufig die Zähne aus. Ein zurückweichender Zahnhalteapparat (Parodontose) beschleunigt den Zahnausfall. Wenn Zahnfleisch und Zahnhalteapparat hingegen kräftig bleiben, können die Zähne länger erhalten bleiben.

Wann zum Zahnarzt: bei lockeren Zähnen

Schüsslersalze-Behandlung:

- 3 mal täglich: 2-3 Tabletten Nr. 1 Calcium Fluoratum

Zittern

Viele Senioren zittern mehr oder weniger ausgeprägt. Leichtes Zittern gilt als normal, doch wenn das Zittern stärker wird, könnte auch eine Erkrankung, z.B. Parkinson dahinter stecken.

Wann zum Arzt: bei unerklärlichem, andauerndem Zittern

Heilpflanzen: Baldrian, Hopfen, Johanniskraut

Hausmittel: Bienenpollen, Wasser-Anwendungen

Schüsslersalze-Behandlung:

- morgens: 2-3 Tabletten Nr. 3 Ferrum Phosphoricum
- mittags: 2-3 Tabletten Nr. 5 Kalium Phosphoricum
- abends: 2-3 Tabletten Nr. 7 Magnesium Phosphoricum

Weitere Schüssler-Salze: 16

Kur-Fragebogen

Stellen Sie Ihre individuelle Schüssler-Kur zusammen.

Dies ist ein Selbsttest-Fragebogen, mit dem Sie herausfinden können, welche Schüsslersalze in der aktuellen Situation am besten zu Ihnen passen.

Durch Ankreuzen der zutreffenden Fragen, erfahren Sie, welche Schüsslersalze Ihnen optimal helfen können.

Durchführung

Sie können sich diese Buchseiten kopieren, wenn Sie nicht im Buch direkt schreiben wollen.

Sie können das Formular auch kostenlos als PDF-Datei runterladen und ausdrucken:

http://schuessler-salze-fuer-senioren.de/buch/selbsttest-fragebogen.pdf

Oder Sie führen den Test direkt online im Internet durch. Dann übernimmt unsere Test-Software sogar die Auswertung für Sie:

http://schuessler-salze-fuer-senioren.de/buch/selbsttest-fragebogen.htm

Kreuzen Sie zutreffende Fragen einfach an.

Allgemeinbefinden

Wie ist Ihr allgemeiner Gesundheitszustand?

1.1	Fühlen Sie sich oft schwach und abgekämpft?	
1.2	Sind Sie zur Zeit krank?	
1.3	Erholen Sie sich gerade von einer schweren Krankheit?	
1.4	Sind Sie oft krank?	
1.5	Haben Sie Übergewicht?	
1.6	Haben Sie Untergewicht?	
1.7	Bewegen Sie sich wenig?	
1.8	Leiden Sie unter Appetitlosigkeit?	
1.9	Haben Sie wenig Durst?	
1.10	Haben Sie erhöhte Blutfettwerte?	

Lästige Beschwerden

Leiden Sie unter Alltagsbeschwerden, die unangenehm aber nicht gefährlich sind?

2.1	Haben Sie Durchblutungsstörungen?	
2.2	Haben Sie oft kalte Hände oder Füße?	
2.3	Schmerzen Ihre Gelenke?	
2.4	Haben Sie steife Gelenke?	
2.5	Leiden Sie unter Morgensteifigkeit?	
2.6	Haben Sie oft Rückenschmerzen?	
2.7	Haben Sie oft geschwollene Füße?	
2.8	Leiden Sie unter Hallux valgus (Zehenschiefstand)?	
2.9	Leiden Sie unter Schwindel?	
2.10	Haben Sie ein schwaches Gedächtnis?	
2.11	Leiden Sie unter Schlaflosigkeit?	
2.12	Sind Sie oft nervös?	
2.13	Zittern Sie häufig?	
2.14	Leiden Sie oft unter Kopfschmerzen?	
2.15	Sind Sie schwerhörig?	
2.16	Leiden Sie unter Juckreiz?	
2.17	Haben Sie schlecht heilende Wunden?	
2.18	Leiden Sie unter häufigen Wadenkrämpfen?	
2.19	Haben Sie Krampfadern?	
2.20	Haben Sie Hämorrhoiden?	
2.21	Haben Sie oft Furunkel?	
2.22	Haben Sie einen niedrigen Blutdruck?	
2.23	Leiden Sie unter Verstopfung?	
2.24	Neigen Sie zu Durchfall?	
2.25	Haben Sie oft Mundgeruch?	

Krankheiten und Gesundheitsstörungen

Unter welchen Krankheiten leiden Sie?

3.1	Leiden Sie unter Bluthochdruck?	
3.2	Leiden Sie unter Arteriosklerose?	
3.3	Haben Sie ein schwaches Herz?	
3.4	Leiden Sie unter Angina Pectoris?	
3.5	Hatten Sie schon einen Herzinfarkt?	
3.6	Hatten Sie schon einen Schlaganfall?	
3.7	Leiden oder litten Sie unter Krebs?	
3.8	Leiden Sie unter chronischem Husten (COPD)?	
3.9	Leiden Sie unter Blasenschwäche?	
3.10	Leiden Sie unter Nierenschwäche?	
3.11	Leiden Sie unter Magenbeschwerden?	
3.12	Haben Sie Gallensteine?	
3.13	Leiden Sie unter Diabetes?	
3.14	Leiden Sie unter Gicht?	
3.15	Haben Sie Osteoporose?	
3.16	Leiden Sie unter Rheuma?	
3.17	Leiden Sie unter Arthrose?	
3.18	Haben Sie ein Unterschenkelgeschwür?	
3.19	Haben Sie einen Dekubitus (Wundliegen)?	
3.20	Haben Sie eine Prostatavergrößerung?	
3.21	Leiden Sie unter Depressionen?	

Antlitzanalyse - Augen

Wie sieht Ihre Augenpartie aus? Betrachten Sie sich zur Beantwortung dieser Fragen am besten im Spiegel.

4.1	Würfelfalten um die Augen	
4.2	Gefächerte Falten unterhalb der Augen	
4.3	Braun-schwarze Einfärbung um die Augen	
4.4	Blau-schwarzer Schatten an der Nasenwurzel und unter den Augen	
4.5	Verklebte Augen	
4.6	Graue Augenpartie	
4.7	Dunkle Augenlider	
4.8	Zucken der Augenlider	
4.9	Feuchter Glanz auf dem Oberlid, ähnlich wie Schneckenschleim (Gelatine-Glanz)	
4.10	Helle Augenlider	
4.11	Weiße Absonderungen der Augen	
4.12	Rötungen am äußeren Augenwinkel	
4.13	Tiefliegende Augen	
4.14	Schlupflider	
4.15	Lachfalten	
4.16	Krähenfüße	

Antlitzanalyse - Gesicht, Haut und Haar

Wie sieht Ihr Gesicht und Ihr Kopf aus? Betrachten Sie sich zur Beantwortung dieser Fragen am besten im Spiegel.

5.1	Rissige Lippen, Mundwinkel, Hände, Finger	
5.2	Käsige Gesichtsfarbe	
5.3	Gerötete Stirn, Wangen	
5.4	Aschgraue Haut, vor allem am Kinn	
5.5	Braun-gelbe Haut	
5.6	Sommersprossen	
5.7	Rote, runde Flecken auf den Wangen	
5.8	Große Hautporen	
5.9	Trockene Haut	
5.10	Dünne Haut	
5.11	Falten, Runzeln	
5.12	Grün-gelbe Gesichtsfarbe, vor allem Stirn und Schläfen	
5.13	Glänzende Haut, wie lackiert (Glasurglanz)	
5.14	Weiße, alabasterartige Hautfärbung (wie Gips)	
5.15	Altersflecken	
5.16	Geschwollene Lymphknoten	
5.17	Verschwitzte Haare	
5.18	Kopfschuppen	
5.19	Geheimratsecken, Haarausfall	
5.20	Brüchige Haare	
5.21	Graue Haare	
5.22	Doppelkinn	
5.23	Cellulite	

Auswertung

In der nachfolgenden Tabelle finden Sie die Auswertungen zu den einzelnen Fragen. In der Spalte "Salze" stehen jeweils die Schüsslersalz-Nummern, die zu den Fragen passen.

Frage	Salze
1.1	1, 2, 3, 5, 7
1.2	3
1.3	2,5,11
1.4	1,2,3,5,6,11,
1.5	4,7,9,10,12
1.6	8
1.7	1,3,6,10
1.8	8
1.9	8,9,10,11
1.10	1,7,9
2.1	2,3,5
2.2	1,8
2.3	1
2.4	1,7,11,12
2.5	2
2.6	2,5,7
2.7	8,10
2.8	1,7,11,12
2.9	5,6,7,10,11
2.10	5,12
2.11	5,7,12
2.12	2,5,8,11
2.13	3,5,7
2.14	2,7,8,10
2.15	1,4,11
2.16	6,7,10,11
2.17	1,9,10
2.18	2,5,7
2.19	1,4,9,11
2.20	1,4,7,11
2.21	11,12
2.22	2,3
2.23	7,8,10
2.24	3,5,8,10
2.25	2,5
3.1	3,5,7
3.2	1,7,9
3.3	1,5,11
3.4	1,7,9,11
3.5	1,7,9,11
3.6	1,3,4,5,7,11
3.7	3,6,7
3.8	4,6,7,8,12
3.9	10
3.10	5,10
3.11	3,5,8,9
3.12	1,9,10,11
3.13	6,7,9,10,11
3.14	4,8,11,12
3.15	1,2
3.16	3,4,6,8,9,10, 11,12
3.17	6,8
3.18	5,8,10
3.19	5,9,10
3.20	4,5,12
3.21	5,6,7,11
4.1	1
4.2	1
4.3	1
4.4	3
4.5	4
4.6	5
4.7	6
4.8	7,11
4.9	8
4.10	8
4.11	8
4.12	10

4.13	11
4.14	11
4.15	11
4.16	11
5.1	1
5.2	2,4
5.3	3
5.4	5
5.5	6

5.6	6
5.7	7
5.8	8,9
5.9	8
5.10	1,5,11
5.11	1,8,11
5.12	10
5.13	11
5.14	12

5.15	12
5.16	4
5.17	2
5.18	8
5.19	11
5.20	1,2,3,11,12
5.21	6,11
5.22	9
5.23	8,9,10,11

Strichliste führen

Führen Sie in der untenstehenden Liste eine Strichliste für all die Schüsslersalz-Nummern, die zu den Fragen gehören, die Sie angekreuzt haben.

Salz	Strichliste	Summe
Nr. 1		
Nr. 2		
Nr. 3		
Nr. 4		
Nr. 5		
Nr. 6		
Nr. 7		
Nr. 8		
Nr. 9		
Nr. 10		
Nr. 11		
Nr. 12		

Zählen Sie am Schluss für jedes Salz alle Striche zusammen.

Die 3 Schüsslersalze mit den höchsten Punktzahlen sind die Schüsslersalze für Ihre Kur.

Ihre Kursalze

Tragen Sie hier Ihre drei Kursalze ein.

Nr.	Name	Anzahl
Nr.		
Nr.		
Nr.		

Durchführung der Kur

Die Durchführung der Kur entspricht der Beschreibung ab Seite 61:

- Heißgetränk zum Auftakt. Je Salz 3 Tabletten in heißem Wasser auflösen
- 3 Tage Intensiv-Einstieg mit 6 mal täglicher Tabletten-Einnahme. Jeweils je Salz 1 Tablette.
- Drei bis sechs Wochen Kurdauer mit 3 mal täglicher Tabletten-Einnahme. Jeweils je Salz 1 Tablette.

Wenn Sie wollen, können Sie ergänzend wahlweise die Salbe 1 oder 11 ein bis zwei Mal täglich auf Ihre Problemzonen einreiben.

Ernähren Sie sich während der Kur gesund und abwechslungsreich.

Treiben Sie außerdem regelmäßig Sport, sofern Ihr Gesundheitszustand dies erlaubt. Drei bis fünf Mal pro Woche 30-90 Minuten sind empfehlenswert.

Anwendungsgebiete von A bis Z

Hier finden Sie zahlreiche Krankheiten und Anwendungsgebiete für Schüßler-Salze. Bei den Anwendungsgebieten finden Sie nicht nur Anwendungen gegen bestimmte Beschwerden, sondern auch Anwendungen für bestimmte Bereiche, z.B. Entspannung.

Sie können wahlweise das Salz verwenden, das am besten passt, oder Sie wenden eine Mischung aus mehreren Salzen an.

Um die Wirkung der aufgelisteten Schüßlersalze zu optimieren, können Sie sie jeweils sowohl innerlich als auch äußerlich anwenden.

Die Nummern hinter den Anwendungsgebieten sind die Nummern der jeweiligen Schüßler-Salze.

Abduktionskontraktur: 1, 7, 11, 12
Abgekämpftsein: 1, 2, 3, 5, 7, 25
Abgeschlagenheit: 15
Abgespanntheit: 15
Abmagerung: 8, 13, 16, 18, 24
Abschottung: 8, 24
Abszesse: 5, 12, 26
Abwehrschwäche: 1, 2, 3, 5, 6, 11, 15, 16, 19, 21, 23
Adduktionskontraktur: 1, 7, 11, 12
Adenoide Vegetationen: 1, 2, 4, 11, 22
Adipositas: 4, 9, 12, 22, 27
Ängste: 2, 25
Ärgerlichkeit: 3, 8, 16, 24, 27
Afterbluten: 8, 11, 18
Afterbrennen: 3, 13
Afterekzem: 3
Afterjucken: 1, 3, 8, 11, 13
Afterrisse: 8
Aggressivität: 1, 3, 6, 7, 11, 27
Albträume: 3, 8, 11, 23
Allergien: 2, 8, 17, 22, 24
Alopezia Areata: 5
Alterserscheinungen: 11, 15, 16, 17, 21, 22
Altersflecken: 6, 12
Altersherz: 1, 5, 11
Altersjucken: 7, 13, 20, 21
Altersschwerhörigkeit: 1
Ameisenlaufen: 2, 13, 20, 21, 26
Amyloidose: 1, 7, 9
Analekzem: 6, 7, 8, 11, 13, 19
Analfissuren: 8
Anazidität: 3, 5, 8, 13
Angespanntheit: 7, 10, 16
Angina: 3, 4, 9, 12, 14
Angina Abdominalis: 3, 7, 15, 19
Angina Pectoris: 1, 7, 9, 11, 15, 16, 17, 22, 25, 26, 27
Angst: 5, 22
Angstanfälle: 13
Anpassungsfähigkeit: 3, 7, 11, 15
Anti Aging: 11

Schüßlersalze im Internet

Im Internet finden Sie auf zahlreichen Webseiten Informationen über Schüßlersalze.

Speziell zu dem vorliegenden Buch gibt es eine extra Webseite, auf der Sie alle Seiten lesen und durchsuchen können:

Webseite zum Buch:

www.schuessler-salze-fuer-senioren.de

Webseiten über Schüßlersalze

Hier finden Sie die Internetadressen unseren Schüßlersalz-Projekten:

www.schuessler-salze-liste.de
Heilen durch Mineralsalze, ohne Nebenwirkung, Antlitzanalyse,...

www.schuessler-salze-hausapotheke.de
Alle 27 Salze erklärt und über 1200 Heilanwendungen

www.erfolgreich-abnehmen-mit-schuessler-salzen.de
Abnehm-Kur mit Schüßler-Salzen und Ernährungstipps. Mit Buch.

www.schuessler-salze-zum-abnehmen.de
27 Schüßler-Salze, die beim Abnehmen helfen.

www.schuessler-salben-und-cremes.de
Schüßler-Salben und Cremes selbstgemacht. Mit Buch.

www.schuessler-salze-fuer-frauen.de
Schüßlersalze zur Förderung der Frauengesundheit.

www.schuessler-salze-in-den-wechseljahren.de
Schüßlersalze zur Behandlung von Wechseljahrsbeschwerden.

www.schuessler-salze-in-der-schwangerschaft.de
Schüßlersalze gegen Schwangerschaftsbeschwerden.

www.schuessler-salze-fuer-kinder.de
Kinder mit Schüßlersalzen behandeln.

www.schuessler-salze-tiere.de
Haustiere mit Schüßlersalzen behandeln.

www.schuessler-salze-bestellen.de
Informationen über Bezugsquellen und Qualitätsmerkmale.

Webseiten über andere Gesundheitsthemen

www.homoeopathie-liste.de
Über 250 Arzneimittelbilder, Konstitutionstherapie, Potenzen.

www.heilkraeuter.de
Heilkräuter-Lexikon, Kräuterwanderungen und vieles mehr.

www.lexikon-der-aromatherapie.de
Lexikon über Aromatherapie, ätherische Öle, Wirkungsweise, Anwendungen.

www.naturkosmetik-selbstgemacht.de
Rezepturen, Foto-Anleitungen, Zutaten, Kräuteröle.

www.akupressurpunkte-liste.de
Gesundheits-Beschwerden mit den Händen behandeln.

www.bachblueten-liste.de
Bachblüten für die Seele - mit Infos und Selbsttest.

www.heilsteine-liste.de
Feinstoffliche Heilkunde mit Edelsteinen

www.heilen-mit-wasser.de
Wasser als Heilmittel gegen zahlreiche Beschwerden.

www.euvival.de
Webseiten-Verzeichnis der Autorin Eva Marbach.

Stichwortverzeichnis